Schöne Beine
mit dem LegMagic

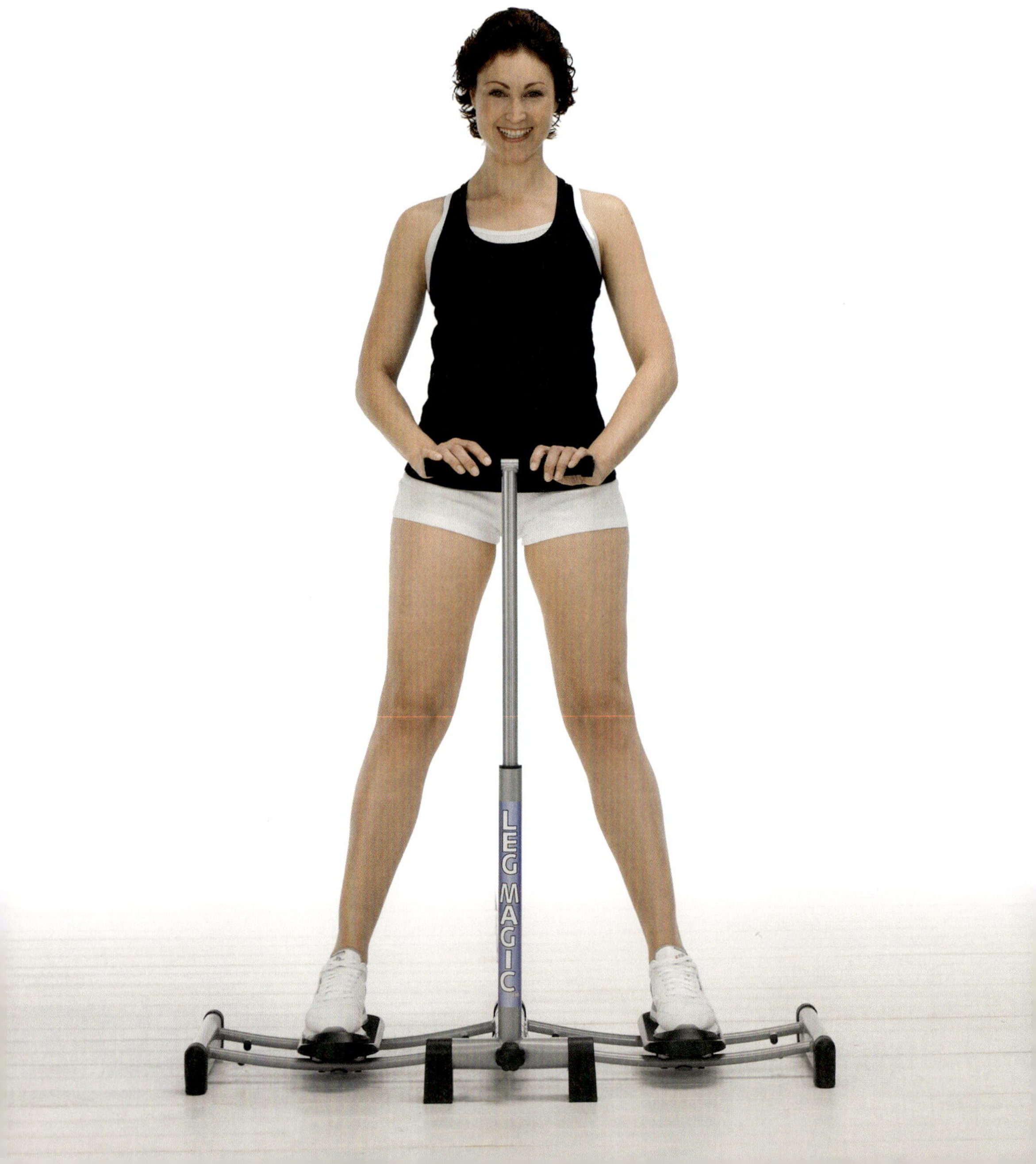
LEG MAGIC

Christof Baur · Bernd Thurner

Schöne Beine mit dem LegMagic

Weltbild

Inhalt

Eine tolle Figur mit LegMagic

LegMagic sichert Ihren Trainingserfolg durch raffinierte Übungen ohne stupides und monotones Schuften. Die geführten Bewegungen Ihres neuen Trainingsgerätes beanspruchen insbesondere die Körperbereiche »Bauch-Beine-Po«. Leistungsangepasste Workouts und zahlreiche Ratschläge für Ihr Wohlbefinden bringen Ihren Körper ganzheitlich in Form.

Training ohne Langeweile

Im Mittelpunkt dieses Buches stehen funktionelle und vielseitige Übungen, die gleichzeitig mehrere Muskelgruppen trainieren. Sie sparen dadurch Zeit und formen effektiv und gelenkschonend Ihre Muskeln. Diese Art der Gymnastik mehrerer Muskelgruppen fördert die Bewegungskoordination und verbessert das Zusammenspiel der verschiedenen Muskelketten. Durch die gleichzeitige Aktivität vieler Muskeln steigt der Energieverbrauch. Das Training mit dem LegMagic ist eine ideale Form des Bodystylings, das keine Langeweile aufkommen lässt. Lernen Sie, Ihre Kraft optimal zu nutzen und effektiv einzusetzen.

Ausdauer, Wellness und Ernährung

Als Ergänzung Ihres Workouts empfehlen wir Ihnen ein dosiertes Ausdauertraining. Dafür bekommen Sie die besten Tipps von uns. Und Sie erhalten Anregungen für die besten Wege zu Entspannung und körperlichem Wohlbefinden. Ideal, um neue Energien zu tanken. Energie, die Sie an Ihrem einzigartigen Fitnessgerät dann wieder einsetzen können. Nach der Belastung und an trainingsfreien Tagen ist Entspannung angesagt. Belastung und Entlastung sollten immer in Gleichgewicht zueinander stehen, und wer seinen Körper ganzheitlich in Bestform bringen will, muss auch seine Essgewohnheiten prüfen. Auf die richtige Auswahl kommt es an. Auch hierzu bekommen Sie alle notwendigen Informationen. Wir wünschen Ihnen viel Spaß und Erfolg.

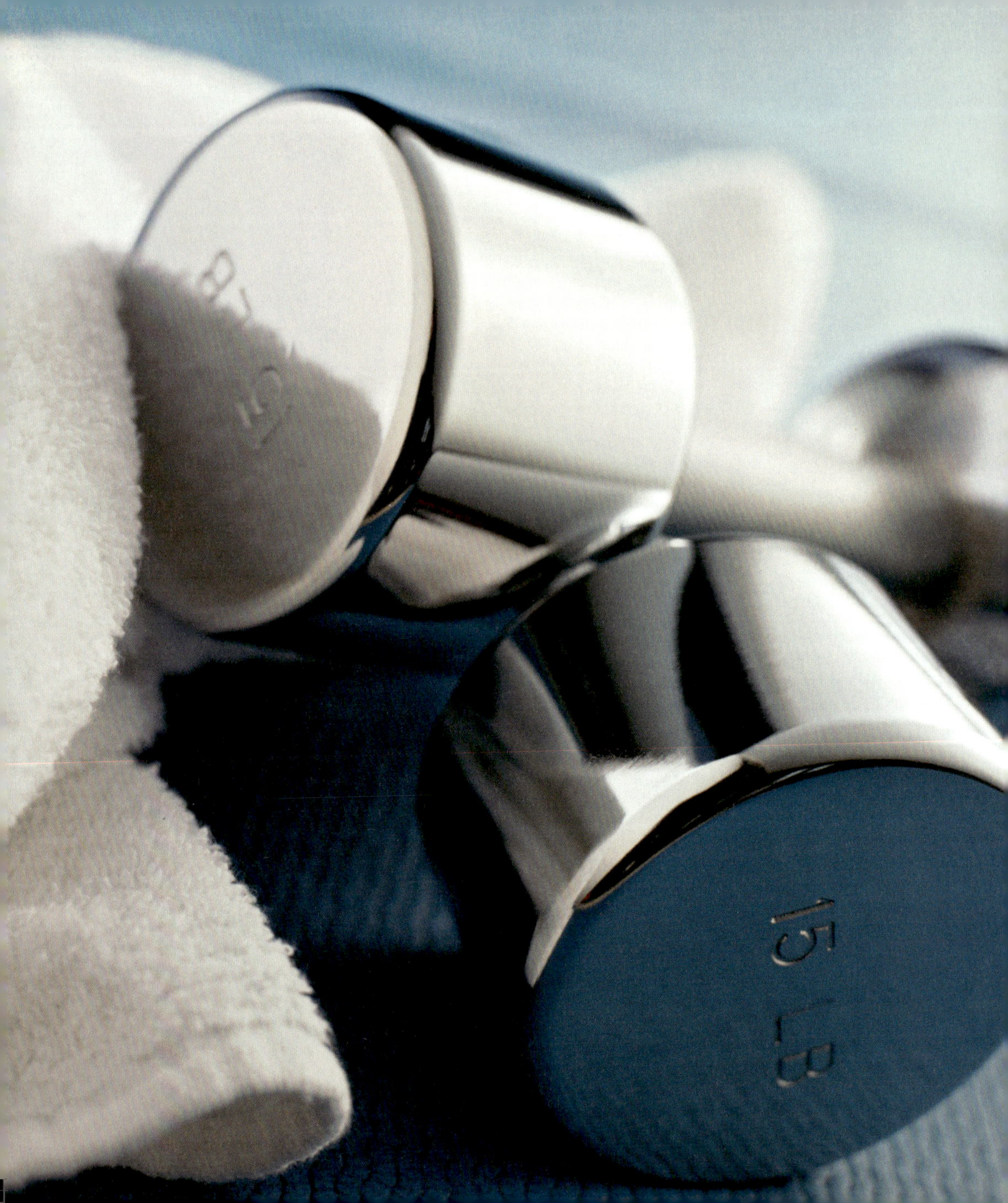
15 LB

Fitness pur mit LegMagic

No pain – no gain! Dieser Slogan beherrschte lange Zeit die Trainingsszene, vor allem in Fitnessstudios. Neuere Untersuchungen belegen allerdings, dass eine maximale Belastung gar nicht notwendig ist. Ein Mehr an Belastung äußert sich nicht automatisch als größerer Trainingserfolg. Im Gegenteil: Eine übersteigerte Belastung kann negative und zum Teil gesundheitsschädliche Folgen haben. Wenn Sie unsere Tipps zum Training mit LegMagic beachten, kann Ihnen das nicht passieren.

KRAFT
ANSPORN
ERFOLG

Mit wenigen Übungen zur Bestform

Noch vor wenigen Jahren waren Muskel- und Krafttraining mit großen Vorurteilen behaftet. Gerade Frauen, die an einer weiblichen, sportlichen Figur und nicht an überproportionierten Muskelbergen interessiert sind, waren nicht für diese Art des Trainings zu begeistern.
Praktische Erfahrungen und systematische Untersuchungen zeigen allerdings ein völlig neues Bild: Regelmäßiges, sanftes Krafttraining führt bei Frauen und Männern zu einem verminderten Fettgehalt des Körpers! Zudem reduziert sich bei Frauen der Umfang einschließlich der Taille. Bei Männern wirkt der Kraftreiz aufbauend. Oberarm-, Brust- und Oberschenkelmuskulatur zeigen die größten Zuwächse.
Die in diesem Buch gezeigten Workouts eignen sich deshalb für Männer und Frauen ideal zum Bodystyling.
In Fachkreisen ist längst bekannt, dass nicht nur das Trainingsgerät über den Erfolg entscheidet, sondern das Wissen, wie der Körper richtig zu belasten ist, und die Motivation, dieses Wissen in die Tat umzusetzen. Lernen Sie, Ihre Energie optimal einzusetzen und nicht unnötig Kraft und Zeit zu vergeuden.

Die wichtigsten Grundregeln

Für das Training mit dem LegMagic gelten wie für jedes gesunde Training ein paar einfache Regeln:

- **Regelmäßig trainieren und die Belastung langsam steigern**
  Drei- bis fünfmaliges Training pro Woche ist ideal. Je nach Wohlbefinden können Sie zwischen den Einheiten einen oder zwei Tage Pause einlegen.
- **Auf angemessene Erholungsphasen achten**
  Vor allem Trainingsneulinge sollten zu Beginn auf ausreichende Erholung achten. Mit zunehmendem Training steigert sich Ihre Regenerationsfähigkeit, und Sie können die Trainingspausen verringern. Zu große Trainingsabstände von drei bis vier Tagen und länger mindern allerdings den Trainingserfolg.

- **Überlastungen vermeiden**
  Eine Überforderung ist aus trainingsphysiologischer Sicht ebenso ungünstig wie eine Unterforderung. Sind Sie körperlich geschwächt, beispielsweise durch eine Erkältung oder eine andere Erkrankung, dann gönnen Sie sich lieber eine längere Pause.

Die ersten Erfolge

Um einen deutlichen Effekt für Ihren Körper zu erzielen, müssen Sie insgesamt 16 bis 20 Trainingseinheiten absolvieren. Bei viermaligem Training in der Woche können Sie also bereits nach vier bis sechs Wochen mit deutlichen Veränderungen rechnen.
Ihr Körper wird sich schnell an die neue Belastung gewöhnen. Entsprechend Ihrer steigenden Leistungsfähigkeit muss sich also der Schwierigkeitsgrad Ihres Übungsprogramms erhöhen. Als Orientierung für Ihre Übungsauswahl dient Ihnen unser Schnelltest ab Seite 10. Er zeigt Ihnen Ihr aktuelles Fitnesslevel und gibt Ihnen die entsprechende Trainingsempfehlung.

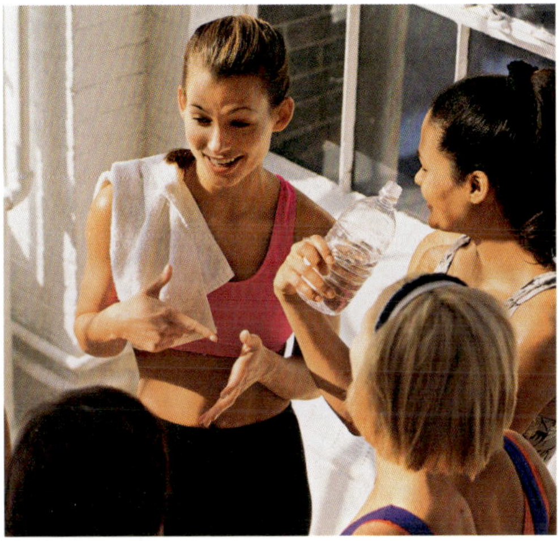

Suchen Sie sich Gleichgesinnte zum Erfahrungsaustausch.

Die Erfolgskontrolle

Eine ständige Erfolgskontrolle ist wichtig und zeigt Ihnen, ob Sie auf dem richtigen Weg sind. Wiederholen Sie also den Fitnesstest jedes Mal nach etwa zehn bis fünfzehn Trainingseinheiten, und halten Sie Ihre Testergebnisse schriftlich fest. Sie werden überrascht sein, wie schnell sich Ihre Leistungsfähigkeit verbessert. Auf diese Weise können Sie Ihre Erfolge und Ihren Fortschritt schwarz auf weiß belegen.

So fit sind Sie wirklich

Stellen Sie sich unserem Fitnesstest und sehen Sie der Wahrheit ins Gesicht. Vielleicht stecken ja ungeahnte Fähigkeiten in Ihnen? Oder haben Sie sich etwa überschätzt? Probieren Sie es aus. Wärmen Sie sich 5 bis 10 Minuten lang leicht auf, zum Beispiel mit lockerem Laufen, Tanzen oder Seilhüpfen, und los geht's.

Wichtige Hinweise zum Test

- Achten Sie auf eine korrekte Übungsausführung und vermeiden Sie Ausweichbewegungen.
- Kein falscher Ehrgeiz. Der Test soll Sie motivieren. Bei Schmerzen oder Schwindel müssen Sie den Test sofort beenden.
- Wie viele korrekte Wiederholungen schaffen Sie, oder wie viele Sekunden halten Sie die Testübung? Notieren Sie die erreichte Punktzahl.
- Eine Gymnastikmatte als Unterlage ist hilfreich.
- Für manche der Testübungen benötigen Sie eine Uhr mit Sekundenzeiger oder einen Stuhl.

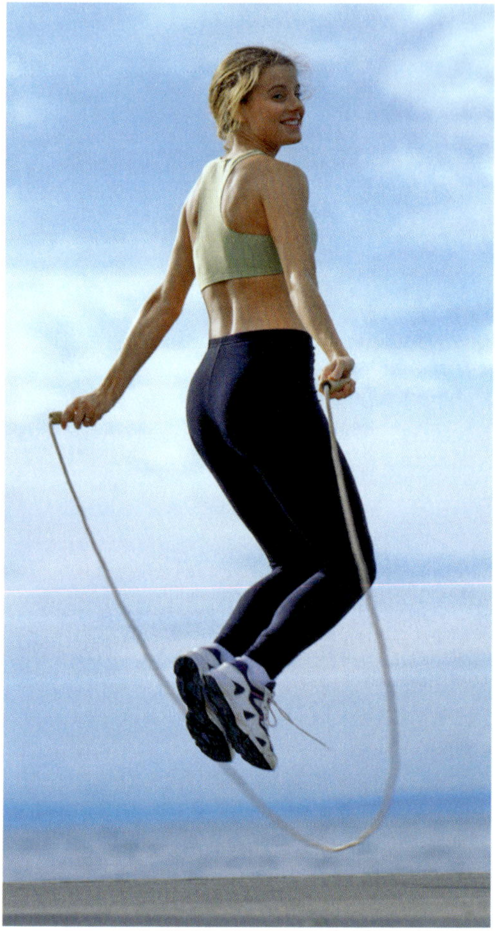

Wärmen Sie sich vor dem Test unbedingt gut auf.

Testübung 1: Beinkraft

Auswertung

0–18 Wiederholungen	0 Punkte
19–23 Wiederholungen	1 Punkt
mehr als 23 Wiederholungen	2 Punkte

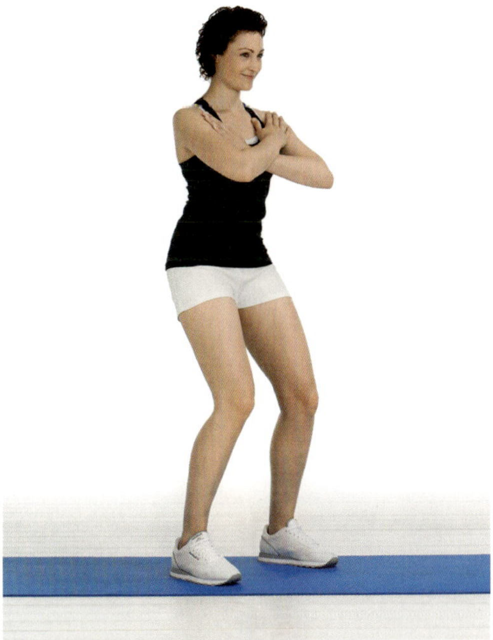

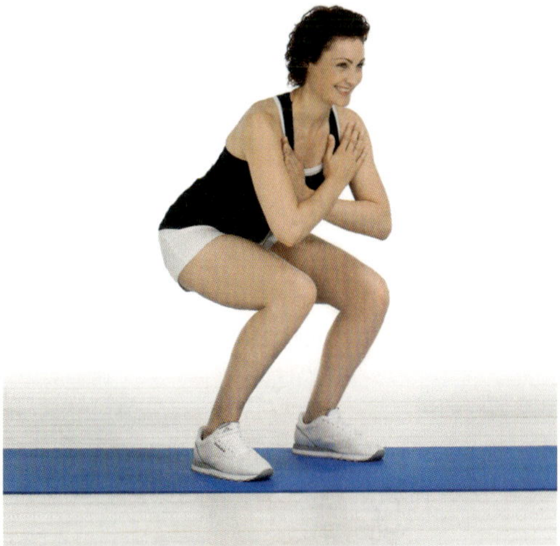

Ausgangsposition

Stellen Sie sich mit deutlich gegrätschten Beinen auf. Die Knie sind bereits leicht gebeugt, und die Fußspitzen zeigen etwas nach außen. Überkreuzen Sie die Arme vor Ihrem Oberkörper und halten Sie sich aufrecht. Der Rücken bleibt gerade.

Übungsausführung

Gehen Sie ohne Schwung in eine tiefe Hocke, bis Ihre Knie einen rechten Winkel bilden. In der Endstellung sollten Sie Ihre Fußspitzen sehen. Anschließend gehen Sie zurück in die Ausgangsstellung. Eine Wiederholung dauert etwa zwei Sekunden.

Testübung 2: Hüft- und seitliche Rumpfmuskulatur

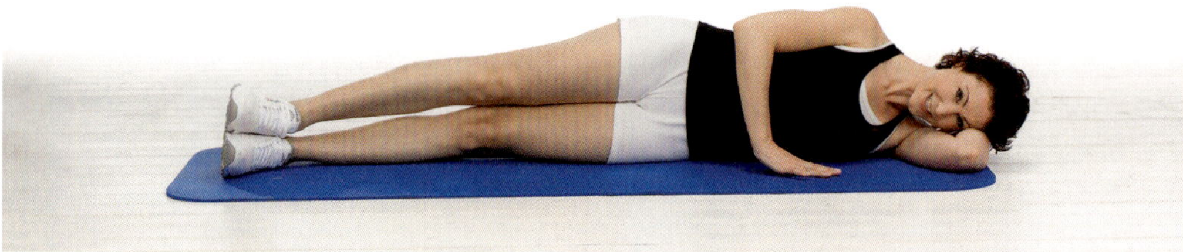

Ausgangsposition

Legen Sie sich gestreckt auf die Seite, sodass Ihr gesamter Körper eine Linie bildet; der Kopf ruht auf dem unteren Arm. Stützen Sie sich mit dem oberen Arm vor dem Körper ab. Die Fußspitzen zeigen nach vorne.

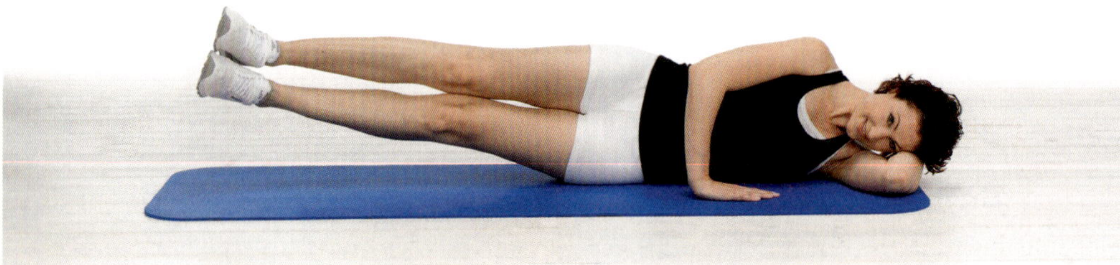

Übungsausführung

Heben Sie beide Beine gestreckt vom Boden ab, ohne den Körper zu drehen. Ziehen Sie dazu die Bauchdecke leicht ein. Halten Sie nicht die Luft an. Messen Sie, wie viele Sekunden Sie die gezeigte Position korrekt halten können. Testen Sie beide Seiten. Es zählt die niedrigere Punktzahl!

Auswertung

0–40 Sekunden	0 Punkte
40–60 Sekunden	1 Punkt
mehr als 60 Sekunden	2 Punkte

Testübung 3: Rückenstrecker

Ausgangsposition

Knien Sie sich zunächst auf den Boden. Verschränken Sie die Arme vor der Brust und beugen Sie sich so weit wie möglich nach vorne. Rollen Sie, wenn Sie können, dazu Ihren Oberkörper so weit ein, bis sich der Kopf nur noch etwas über dem Boden befindet.

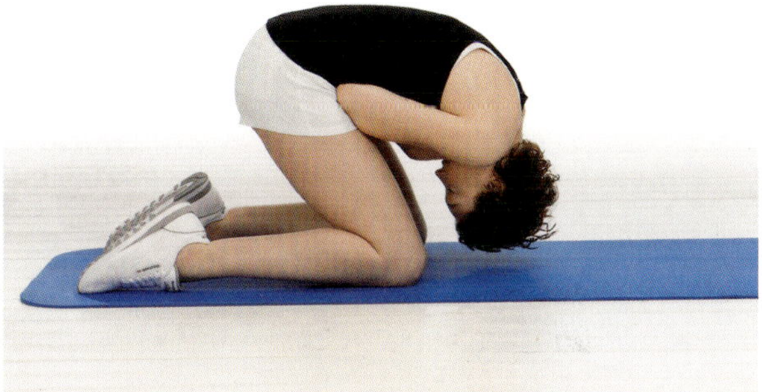

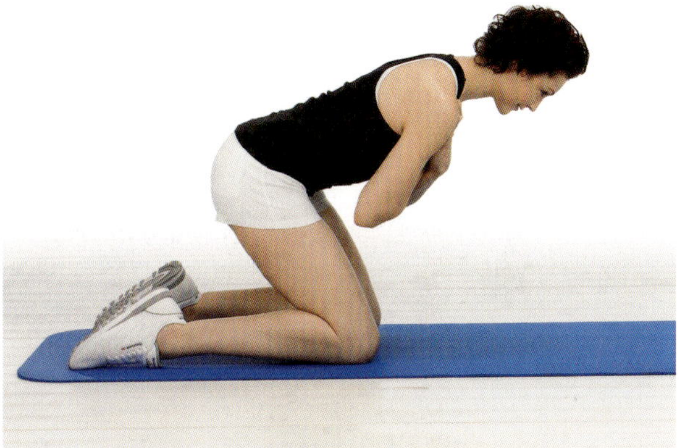

Übungsausführung

Strecken Sie nun Ihre Wirbelsäule, bis Ihr Rücken und Ihr Gesäß eine Linie bilden. Ihr Oberkörper ist in dieser Position gerade und etwas nach vorne geneigt. Absolvieren Sie die Übung langsam und ohne Schwung. Eine Wiederholung sollte etwa zwei Sekunden dauern.

Auswertung

0–18 Wiederholungen	0 Punkte
19–24 Wiederholungen	1 Punkt
mehr als 24 Wiederholungen	2 Punkte

Testübung 4: Bauchmuskulatur

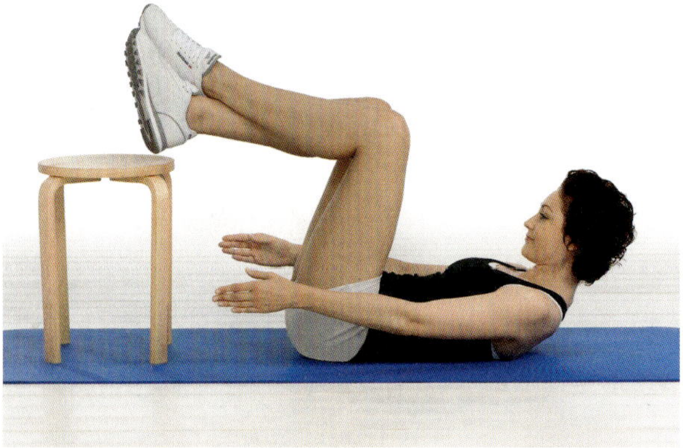

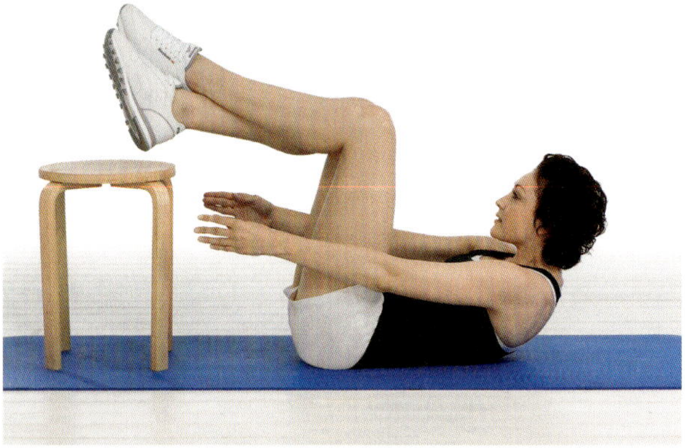

Auswertung

0–16 Wiederholungen	0 Punkte
17–22 Wiederholungen	1 Punkt
mehr als 22 Wiederholungen	2 Punkte

Ausgangsposition

Legen Sie sich mit dem Rücken auf den Boden und stellen Sie die Beine auf einen Stuhl. Heben Sie die Schulterblätter vom Boden und die Beine etwas vom Stuhl ab. Ihre Hüfte und Ihre Knie bilden einen rechten Winkel. Die Arme weisen neben dem Körper gestreckt nach vorne. Halten Sie Ihre Halswirbelsäule stabil, indem Sie ihren Nacken lang machen.

Übungsausführung

Rollen Sie Ihren Oberkörper nach vorne ein und schieben Sie Ihre Hände so weit wie möglich Richtung Stuhl. Gehen Sie langsam wieder zurück in die Ausgangsposition. Legen Sie den Oberkörper nicht wieder am Boden ab. Eine Wiederholung sollte etwa zwei Sekunden dauern.

Testübung 5: Brust-, Schulter- und Armmuskulatur

Ausgangsposition

Legen Sie sich auf den Boden. Stützen Sie sich mit den Händen und den Knien vom Boden ab. Stellen Sie die Hände unter den Schultern auf den Boden auf und verschränken Sie die Unterschenkel. Die Arme sind leicht gebeugt. Nacken, Rücken und Oberschenkel bilden eine Linie. Bauch und Po sind angespannt und eingezogen.

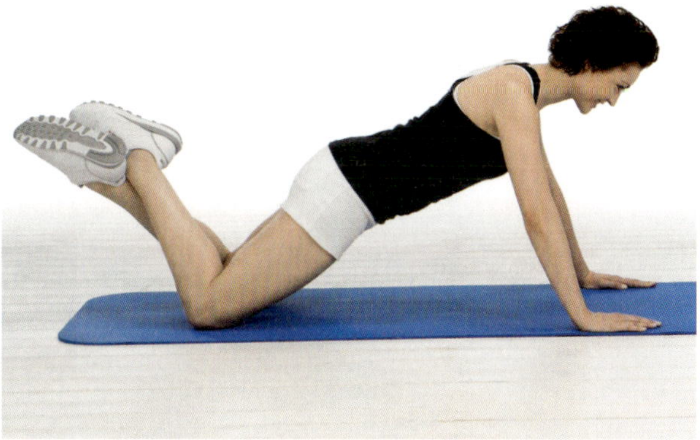

Übungsausführung

Blicken Sie Richtung Boden und senken Sie den Körper langsam nach unten. Beugen Sie dazu die Arme, bis Ihre Unter- und Oberarme etwa einen rechten Winkel bilden. Die Bewegung erfolgt nur über die Streckung und Beugung der Arme. Gehen Sie langsam zurück in die Ausgangsposition.

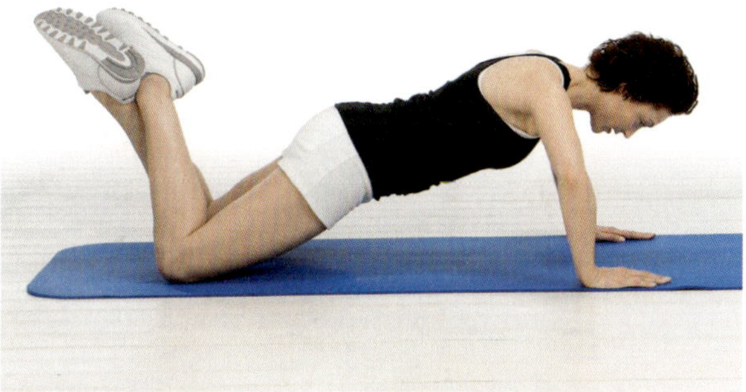

Auswertung

0–18 Wiederholungen	0 Punkte
19–23 Wiederholungen	1 Punkt
mehr als 23 Wiederholungen	2 Punkte

Die Testauswertung

Zählen Sie die erreichten Punkte zusammen. Denken Sie daran: Schummeln gefährdet nur den Trainingserfolg. Die erreichte Punktzahl zeigt Ihnen, mit welchen der LegMagic-Übungen Sie Ihr Training beginnen sollten: Anfänger, Fortgeschrittene oder Könner.

Beurteilung

0–5 Punkte
Starten Sie Ihr LegMagic-Training zunächst mit dem Übungsprogramm für Anfänger. Es enthält Übungen, die Ihrem aktuellen Fitnessstand entsprechen. Mit regelmäßigem und kontinuierlichem Training werden Sie sich einen raschen Kraftzuwachs erarbeiten. Schöne Beine inbegriffen!

6–8 Punkte
Beginnen Sie Ihr Trainingsprogramm auf der Stufe für Fortgeschrittene. Die dort gezeigten Übungen sind auf Ihr aktuelles Fitnessniveau zugeschnitten. Ihr erzieltes Testergebnis zeigt, dass Sie bereits über eine muskuläre Grundlage verfügen. Steigern Sie mit regelmäßigem Training Ihre Fitness und erhöhen Sie die Belastbarkeit Ihrer Muskulatur.

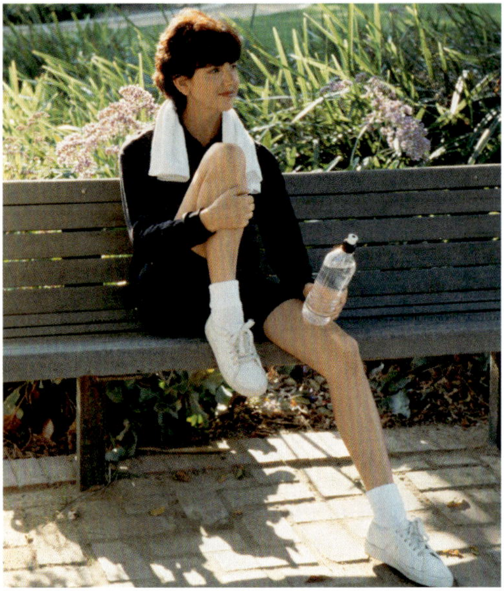

Ein regelmäßiges Training macht Sie fit.

Mehr als 9–10 Punkte
Gratulation! Sie verfügen bereits über eine überdurchschnittlich leistungsfähige Muskulatur. Beginnen Sie mit dem Trainingsprogramm für Könner und bauen Sie Ihre Fitness mit gezielten Übungen aus.

Der Körper-Check

Das Training mit dem LegMagic strafft Ihre Muskulatur und reduziert den Fettanteil Ihres Körpers. Es gibt drei Verfahren, um des Zustand Ihres Körpers jenseits von Fitnesswerten objektiv zu beurteilen:

- Body-Mass-Index
- Körperfettanalyse
- Taille-Hüfte-Verhältnis

Alle drei Methoden haben sich in der Praxis bewährt und können miteinander kombiniert werden. Wenn Sie etwas an Ihrem Körper verändern wollen (oder aus gesundheitlichen Gründen sogar müssen): Ihr Fitnesslevel und Ihr Trainingseifer sind die entscheidenden Einflussgrößen. Denken Sie daran: Jede Trainingseinheit ist ein wichtiger Schritt zu Ihrer Traumfigur.

Der Body-Mass-Index

Zu viel oder zu wenig? Ob Sie Normalgewicht haben, können Sie mit dem sogenannten Body-Mass-Index, kurz BMI genannt, einfach ausrechnen:

Körpergewicht (kg) : [Körpergröße x Körpergröße (m)] = BMI

Beispiel:
80 kg : (1,85 m x 1,85 m) = 23,4

Wissenschaftliche Studien haben erwiesen, dass diese Methode zur Bestimmung des Normalgewichts für Menschen mit einem durchschnittlichen Bewegungspotenzial (keine ambitionierten Sportler, keine Schwerstarbeiter) die richtigen Werte liefert.

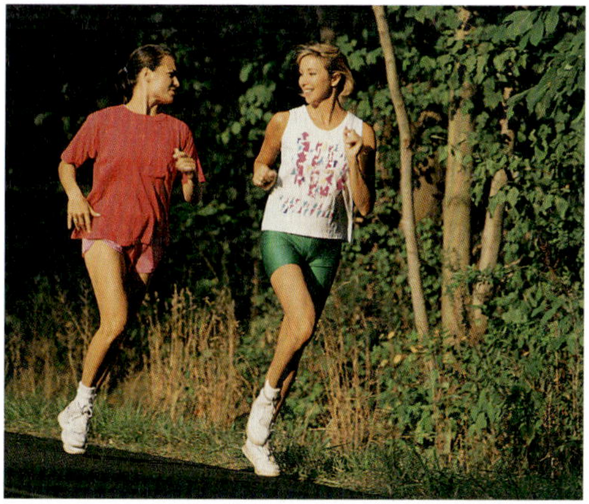

Ein Ausdauerprogramm gehört mit auf den Trainingsplan.

Trainingstipps nach BMI

Nachfolgend finden Sie für Ihren BMI-Wert die richtige Einordnung und die entsprechenden Hinweise für Ihr Training. Bitte beachten Sie: Nicht nur Übergewicht, auch Untergewicht und/oder ein schlechter Trainingszustand sind nicht optimal für Ihre Gesundheit.

- **Unter 18: Sie haben Untergewicht.**

Eine Gewichtszunahme ist anzuraten, um Leistungsfähigkeit und Wohlbefinden zu steigern. Liegt Ihr Wert deutlich unter 18, sollten Sie dringend ärztlichen Rat einholen.

- **18 bis 25: Sie haben Normalgewicht.**

Unser Trainingstipp: Trainieren Sie schwerpunktmäßig Ihre Kraft mit dem LegMagic und bringen Sie Ihren Körper in Bestform. Ein begleitendes Ausdauertraining fördert Ihre allgemeine Leistungs- und Regenerationsfähigkeit.
Machen Sie aber eine Körperfettanalyse (→ Seite 19), um zu sehen, ob Ihr Verhältnis von Muskulatur zu Fett im Körper stimmt.

- **26 bis 30: Sie haben leichtes Übergewicht und sollten etwas abnehmen.**

Unser Trainingstipp: Trainieren Sie regelmäßig Ihre Ausdauer. Ein hoher Energieverbrauch hilft, unnötige Fettpölsterchen schneller abzubauen. Ein ideales Trainingskonzept zur Gewichtsreduktion finden Sie im Kapitel Ausdauer (→ ab Seite 58). Ein begleitendes Krafttraining mit dem LegMagic verbraucht zusätzlich Energie, strafft zudem Ihre Muskulatur, formt Ihren Körper und macht Spaß.

- **Über 30: Eine Gewichtsabnahme ist dringend anzuraten.**

Unser Trainingstipp: (Nordic) Walking oder Radfahren bieten einen schonenden Einstieg in sportliche Betätigungen, um Ihren Energiehaushalt anzukurbeln. Gezielte Hinweise finden Sie ab Seite 58.
Trainieren Sie außerdem mit dem LegMagic, um Muskulatur auf- und Fett abzubauen. Achten Sie zusätzlich auf eine bewusste Ernährung und reduzieren Sie Ihre Kalorienzufuhr. Entsprechende Tipps finden Sie ab Seite 72.

Der Körperfettanteil

Bei der Körperfettanalyse wird der prozentuale Anteil vom Fett am Gesamtgewicht bestimmt. Mit speziellen Körperfettwaagen lässt sich dieser Anteil einfach und schnell feststellen. Günstige Modelle sind bereits ab ca. 50 Euro im Handel erhältlich. Diese Methode ist für manche Menschen aussagekräftiger als die Beurteilung des Gewichtes. So kann beispielsweise eine durchtrainierte Person aufgrund ihrer Muskelmasse ein relativ hohes Körpergewicht haben, obwohl ihr Körperfettanteil sehr niedrig ist. Umgekehrt kann ein leichter Mensch einen hohen Fettwert an seiner Körpermasse aufweisen, was wiederum auf einen schlechten Trainingszustand schließen lässt.

Frauen

Alter	exzellent	gut	mittel	erhöht	zu hoch
20–24	< 18,1	18,1–21,3	21,4–24,9	25,0–29,6	> 29,6
25–29	< 18,9	18,9–21,9	22,0–25,3	25,4–29,8	> 29,8
30–34	< 19,6	19,6–22,6	22,7–26,3	26,4–30,5	> 30,5
35–39	< 21,0	21,0–23,9	24,0–27,6	27,7–31,5	> 31,5
40–44	< 22,6	22,6–25,5	25,6–29,2	29,3–32,8	> 32,8
45–49	< 24,3	24,3–27,2	27,3–30,8	30,9–34,1	> 34,1
50–59	< 26,6	26,6–29,6	29,7–33,0	33,1–36,2	> 36,2
> 60	< 27,4	27,4–30,6	30,7–33,9	34,0–37,3	> 37,3

Männer

Alter	exzellent	gut	mittel	erhöht	zu hoch
20–24	< 10,8	10,8–14,8	14,9–18,9	19,0–23,3	> 23,3
25–29	< 12,8	12,8–16,4	16,5–20,2	20,3–24,3	> 24,3
30–34	< 14,5	14,5–17,9	18,0–21,4	21,5–25,2	> 25,2
35–39	< 16,1	16,1–19,2	19,3–22,5	22,6–26,1	> 26,1
40–44	< 17,5	17,5–20,4	20,5–23,5	23,6–26,9	> 26,9
45–49	< 18,6	18,6–21,4	21,5–24,4	24,5–27,6	> 27,6
50–59	< 19,8	19,8–22,6	22,7–25,5	25,6–28,7	> 28,7
> 60	< 20,2	20,2–23,1	23,2–26,1	26,2–29,3	> 29,3

Zirkeltraining mit LegMagic

Körperliche Schönheit und Ästhetik zeichnet sich durch eine ganzheitliche Harmonie aus. Im folgenden Praxisteil finden Sie drei ausgewählte Programme mit einem Ziel: Training möglichst vieler Muskelgruppen bei geringem Zeitaufwand. Etwa 10 Minuten Training mit dem LegMagic wird Ihren Körper gezielt auf Vordermann bringen.

Fettabbau im Schlaf

Die gezeigten Kräftigungsübungen mit dem LegMagic straffen und formen Ihre Muskulatur und verhelfen Ihnen zu mehr Leistungsvermögen. Der Energieverbrauch während eines Kräftigungsprogramms ist allerdings geringer als bei einem Ausdauertraining. Leiden Sie an Übergewicht (→ Seite 17f.), müssen Sie vor allem an Ihrer Energiebilanz arbeiten. Das heißt, Sie müssen Ihre Energieaufnahme durch ausgewählte Ernährung reduzieren und gleichzeitig den Verbrauch durch zusätzliche Ausdauerbelastungen erhöhen (→ Seite 58).

Ein regelmäßiges Krafttraining erzielt eine Langzeitwirkung, von der Werbestrategen für Schönheitsprodukte nur träumen können: Fettabbau im Schlaf!
Die aufgebaute Muskulatur verbraucht Energie, nicht nur während körperlicher Arbeit, sondern auch in Ruhephasen. Bei gleicher Energiezufuhr sorgen Sie so für eine bessere Energiebilanz. Jedes Kilo aufgebaute Muskulatur verbraucht pro Tag etwa 200 Kalorien, pro Woche 1400 Kalorien.
Eine Orientierung, wie viel Muskulatur Sie aufbauen können, gibt Ihnen die folgende Tabelle. Besonders Einsteiger können unter günstigen Voraussetzungen maximale Werte erzielen. Der mögliche Muskelzuwachs nimmt im zeitlichen Verlauf bis an die genetisch festgelegte Grenze ab.

	Frauen	Männer
1. Jahr	Bis 3 kg	Bis 5 kg
2. Jahr	Bis 2 kg	Bis 3 kg
3. Jahr	Bis 1 kg	Bis 2 kg
x. Jahr	0,5–1 kg	1–2 kg

Effektives Training

Wir haben Ihnen für jede Leistungsstufe einen Trainingszirkel mit dem LegMagic mit zahlreichen Variationen zusammengestellt. Nach dem Prinzip des Kreistrainings werden je nach Leistungsniveau acht bis zehn Übungen durchgeführt.
Absolvieren Sie jede Übung mit der angegebenen Belastungsdauer. Wechseln Sie danach ohne Pause zur nächsten Übung. Dadurch reduzieren Sie Ihren Zeitaufwand und erhöhen gleichzeitig Ihren Energieverbrauch. Durch die »pausenlose« Belastung wird das Herz-Kreislauf-System besser trainiert als bei einem gewöhnlichen Kräftigungsprogramm.
Die Form des Zirkeltrainings ermöglicht es, die Zeit optimal auszunutzen. Bereits effektive 10 Minuten zeigen deutliche Wirkung. Sie müssen nur konsequent sein und Ihr Programm regelmäßig durchführen.

Die ersten Erfolge

Wenn Sie konsequent trainieren, werden Sie schnell ein neues Körperbewusstsein erlangen. Bereits nach 16 bis 20 Trainingseinheiten spüren Sie eine deutliche Steigerung Ihrer Leistungsfähigkeit.
Planen Sie deshalb Ihren Erfolg, und bleiben Sie nicht auf halbem Weg stehen! Versuchen Sie, feste Trainingstage einzurichten. So fördern Sie ein regelmäßiges Training, und der Erfolg bleibt nicht dem Zufall überlassen. Ideal sind systematische Wochenpläne. Anregungen dafür, wie Ihre Trainingswoche aussehen könnte, finden Sie ab Seite 65.

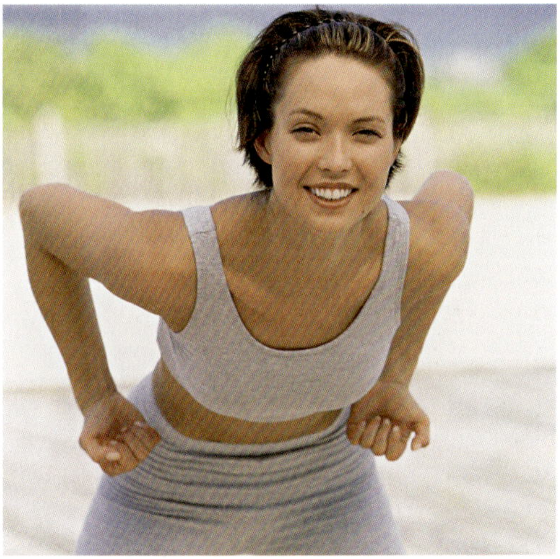

Ausgewogenes Training erhöht das körperliche und geistige Wohlbefinden.

Die Kraft der Motivation

Ihre innere Einstellung hat einen unglaublichen Einfluss auf die Qualität des Trainings. Motiviert zu sein heißt: Das nächste Training ist das wichtigste. Wenn Sie fest daran glauben, dass Ihr Training den gewünschten Erfolg hat, dann wird es auch so sein. Das ist wissenschaftlich belegt. Versuchspersonen, denen unter Hypnose suggeriert wird: »Sie sind stark«, haben eine um bis zu 30 Prozent höhere Maximalkraft als im Normalzustand. Umgekehrt erbringen sie bei der Suggestion »Sie sind schwach« um etwa 30 Prozent schlechtere Werte.

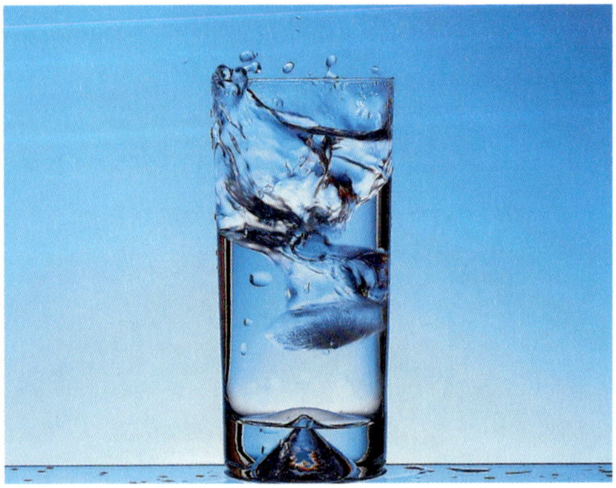

Trinken ist wichtig, nicht nur im Training.

Ein weiterer Beweis für die Kraft der Motivation: Die Kraft von Versuchspersonen liegt etwa 10 Prozent über dem Normalwert, wenn eine Person des jeweils anderen Geschlechts anwesend ist. Das ist ein Argument für gemeinsames Training in der Gruppe. Sie müssen sich aber nicht hypnotisieren lassen, um diese Effekte zu nutzen. Positive Selbstgespräche zu führen, ist eine Form der Eigensuggestion und für jeden Trainierenden anwendbar. Wenn Sie also einmal gar keine Lust haben sollten, reden Sie sich gut zu.

Entspannung ist wichtig

Vermeiden Sie ein abruptes Ende Ihres Fitnessprogramms und gönnen Sie sich einige Minuten der Entspannung und Erholung (Cool-down-Phase). Wählen Sie eine für Sie entspannende Lage.
Sie können Ihr Training auch mit den gezielten Entspannungsübungen ab Seite 66 oder leichten Dehnungsübungen beenden. Auf jeden Fall sollten Sie Ihr Trainingsprogramm so abschließen, dass Sie schon jetzt Lust auf das nächste Mal verspüren.

Die wichtigsten Tipps vor dem Start

Bevor Sie mit dem LegMagic-Training beginnen, sollten Sie auf jeden Fall die folgenden Tipps beherzigen. Wenn Sie sich an unsere Hinweise halten, vermeiden Sie gesundheitliche Gefahren und erzielen den höchstmöglichen Nutzen:

- Achten Sie auf eine exakte Übungsausführung. Gleichmäßige und kontrollierte Bewegungen erhöhen den Trainingseffekt und schonen die Gelenke.
- Halten Sie während des Übens permanent Ihre Muskelspannung, nur so erzielen Sie den maximalen Effekt.
- Atmen Sie während der Übungsausführung ruhig und gleichmäßig weiter. Pressatmung oder Luftanhalten hemmen die Blutzirkulation.
- Vermeiden Sie Überlastungen! Die jeweiligen Übungen dürfen nur schmerzfrei durchgeführt werden. Beenden Sie das Training bei Symptomen wie Krämpfen, Schwindel oder Übelkeit sofort.
- Sprechen Sie vor Trainingsbeginn mit Ihrem Arzt, falls Sie starkes Übergewicht, Rückenschmerzen, Gelenkprobleme oder andere gesundheitliche Einschränkungen haben.

Vor jedem LegMagic-Training

- Lüften Sie den Raum, in dem Sie trainieren wollen. Ohne ausreichende Sauerstoffzufuhr trainiert es sich schlecht.
- Um den Kreislauf vor dem Training anzukurbeln, sollten Sie sich ein paar Minuten locker aufwärmen. Dies ist vor allem dann sinnvoll, wenn Sie vor dem Training nicht körperlich aktiv waren. Beginnen Sie mit einfachen Ganzkörperübungen wie zum Beispiel Gehen, Laufen oder Treppensteigen auf der Stelle.

Wichtige Benutzungshinweise für den LegMagic

- Passen Sie die Griffstangenhöhe an Ihre Körpergröße an: Sie sollten die Stange in aufrechter Haltung bequem greifen können, ohne den Oberkörper nach vorne beugen zu müssen. (Zur Montage müssen Sie auf dem Boden stehen!)
- Stellen Sie das Gerät auf eine ebene und feste Unterlage, damit Ihr LegMagic-Trainingsgerät nicht umkippen und Sie vielleicht verletzen kann.

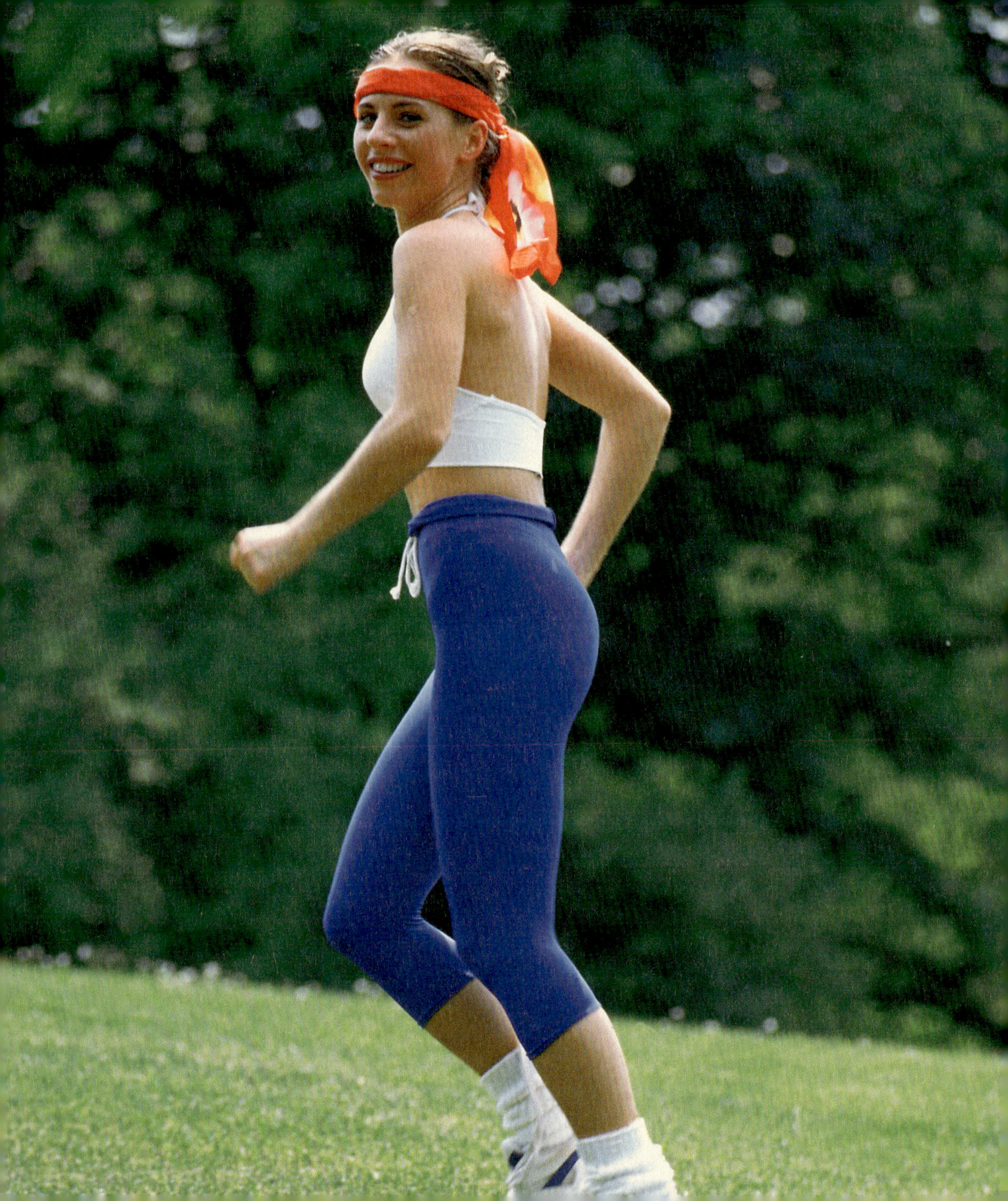

LegMagic-Übungen für Anfänger

Von der Brust bis zu den Waden trainieren Sie mit diesen Übungen fast Ihren gesamten Körper, verbrauchen dabei mit Spaß Energie und bringen Problemzonen wieder in eine ansehnliche Form. Die Übungen sind in Dauer und Schwierigkeitsgrad auf Sportanfänger abgestimmt. Sie brauchen keine Angst zu haben, sich zu überfordern.

Absolvieren Sie vor Trainingsbeginn bitte die Testübungen ab Seite 10. Beachten Sie die Trainingshinweise auf Seite 23; Wochen-Trainingspläne finden Sie auf Seite 65.

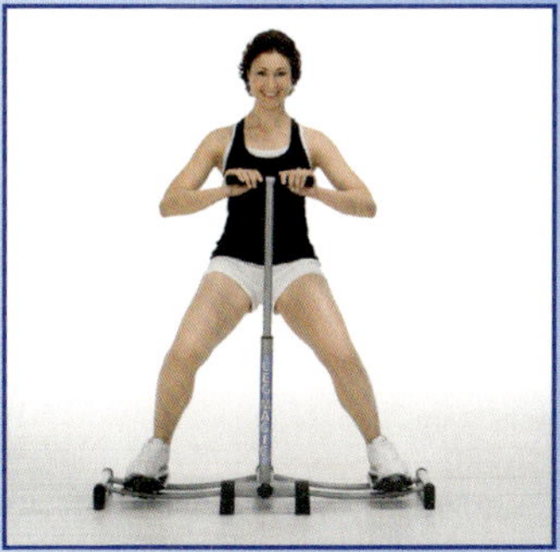

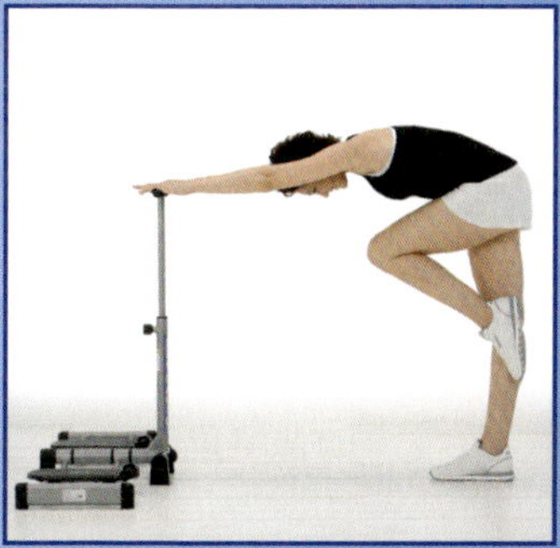

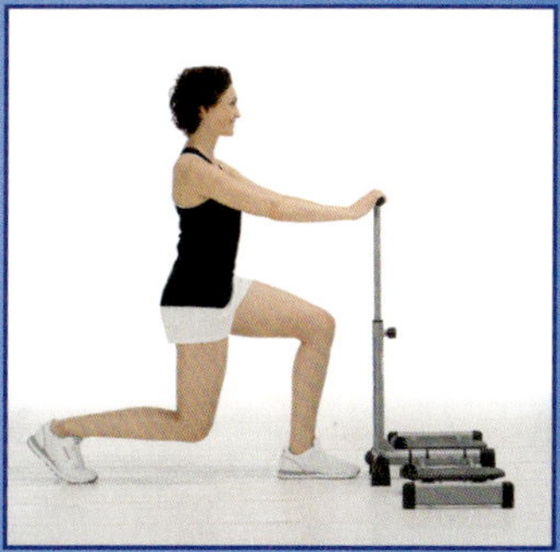

Übung 1: Oberschenkelinnenseite

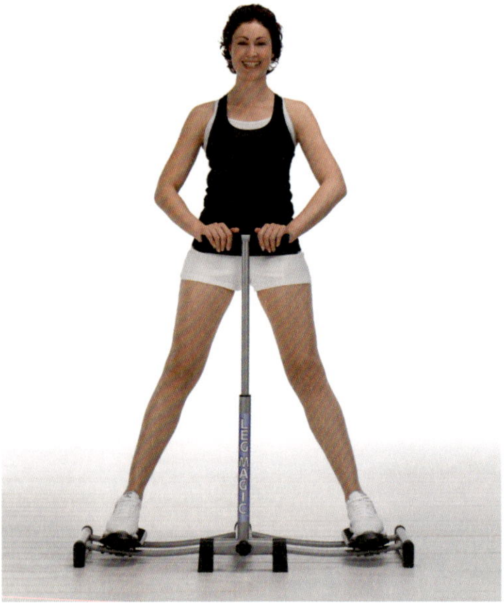

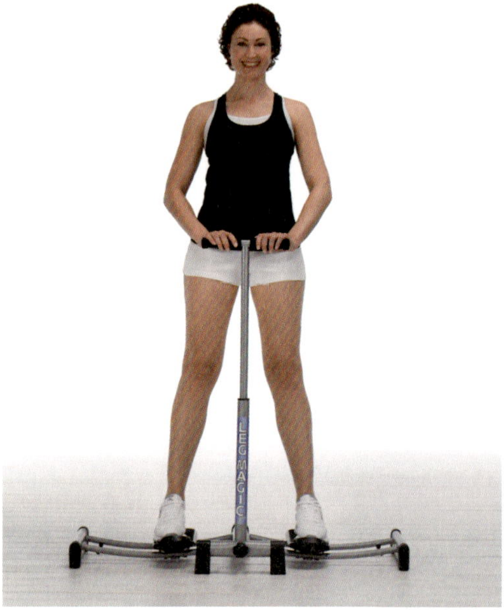

Ausgangsposition

Stellen Sie sich mit beiden Beinen auf die Fußteile des LegMagic. Die Beine sind leicht gegrätscht, Sie stoßen nicht an der äußeren Begrenzung an. Die Knie sind gestreckt. Halten Sie sich an den Handgriffen des LegMagic fest. Spannen Sie Ihre Bauchmuskulatur an.

Endposition

Ziehen Sie nun mit den Beinen die Fußteile des LegMagic langsam nach innen. Dabei bleiben die Beine gestreckt und die Bauchmuskulatur angespannt. Stoßen Sie nicht mit den Fußteilen an der inneren Begrenzung an. Atmen Sie gleichmäßig ein und aus.

Wechseln Sie nach 30 Sekunden ohne Pause zur nächsten Übung.

Übung 2: Oberschenkel- und Gesäßmuskulatur

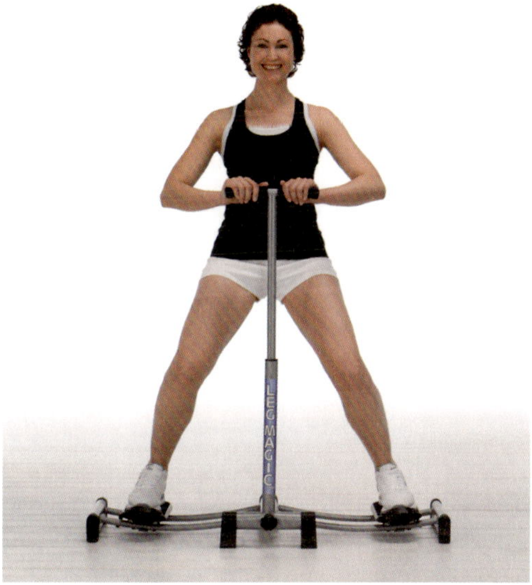

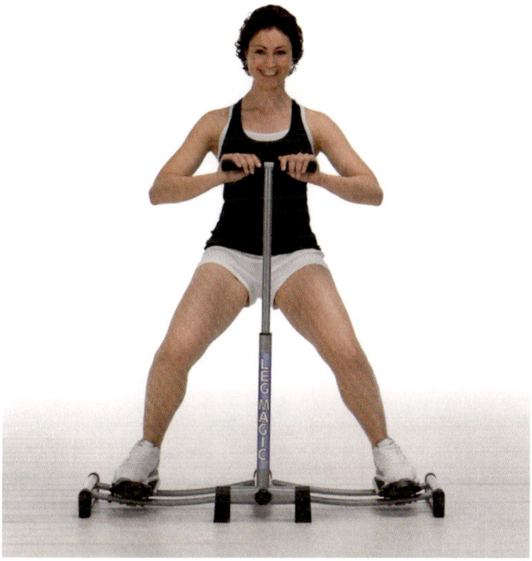

Ausgangsposition

Stellen Sie sich mit beiden Beinen auf die Fußteile des LegMagic. Die Beine sind leicht gegrätscht, sie stoßen nicht an der äußeren Begrenzung an. Die Knie sind etwas gebeugt. Halten Sie sich an den Handgriffen des LegMagic fest. Spannen Sie Ihre Bauchmuskulatur etwas an.

Endposition

Gehen Sie nun in die Kniebeuge. Der Winkel im Kniegelenk beträgt etwa 90 Grad. Achten Sie darauf, die Knie nicht nach vorn zu schieben. Wenn Sie von der Kniescheibe senkrecht nach unten blicken, sehen Sie Ihre Zehen. Das Gewicht ruht auf den Beinen, nicht auf den Händen.

Wechseln Sie nach 30 Sekunden ohne Pause zur nächsten Übung.

Übung 3: Wadenmuskulatur

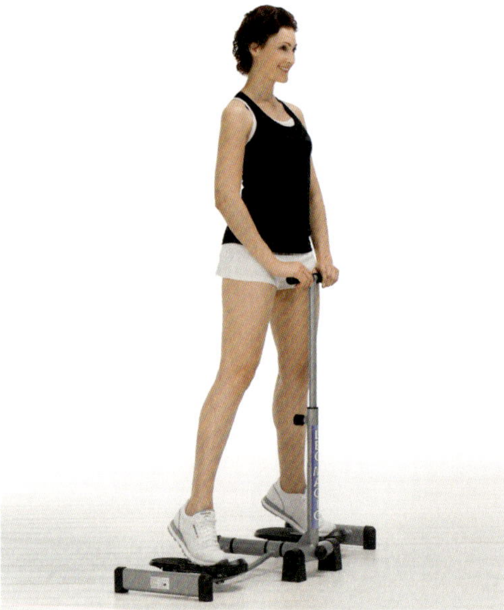

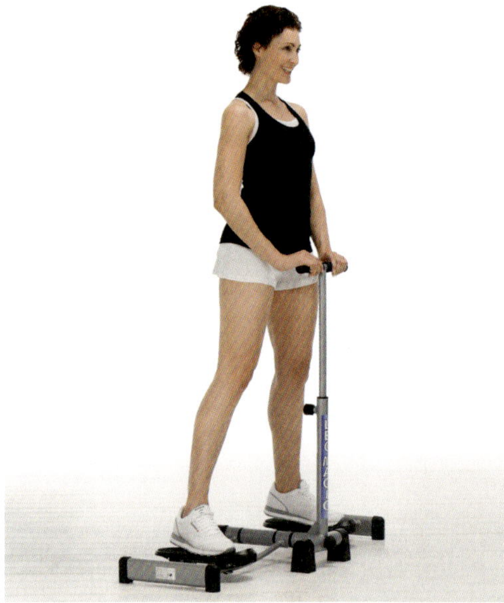

Ausgangsposition

Sie stehen mit leicht gegrätschten Beinen auf dem LegMagic und stoßen nicht an der äußeren Begrenzung an. Die Knie sind durchgestreckt, und Sie stehen auf den Fußballen. Drücken Sie die Fersen nach oben. Spannen Sie Ihre Bauchmuskulatur an.

Endposition

Senken Sie nun die Fersen langsam wieder auf die Fußteile zurück, ohne diese zu berühren. Das Körpergewicht wird ausschließlich von den Beinen getragen. Die Handgriffe dienen lediglich dazu, das Gleichgewicht zu halten. Atmen Sie während der Übung gleichmäßig weiter.

Wechseln Sie nach 30 Sekunden ohne Pause zur nächsten Übung.

Übung 4: Innere und vordere Oberschenkelmuskulatur

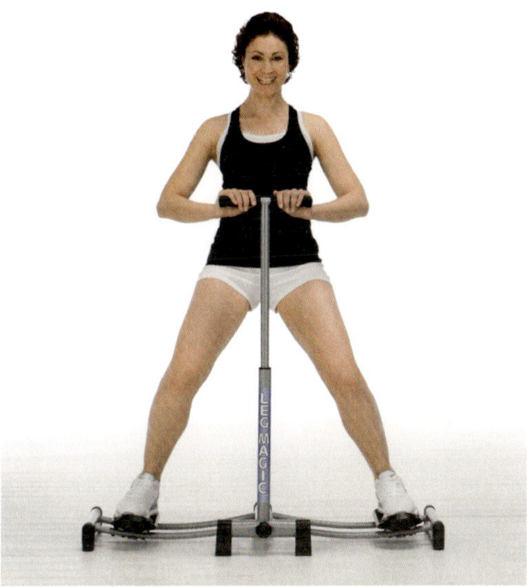

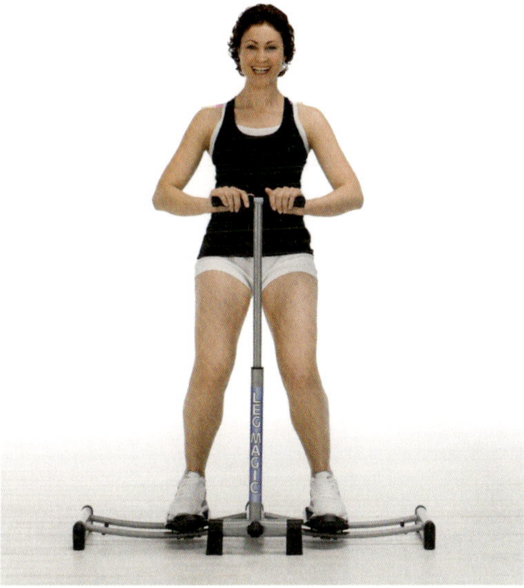

Ausgangsposition

Stellen Sie sich mit beiden Beinen auf die Fußteile des LegMagic. Die Beine sind gegrätscht, Sie stoßen nicht an der äußeren Begrenzung an. Beugen Sie leicht die Knie. Halten Sie sich an den Handgriffen des LegMagic fest. Spannen Sie Ihre Bauchmuskulatur etwas an.

Endposition

Ziehen Sie nun mit den Beinen die Fußteile des LegMagic langsam nach innen. Dabei bleiben die Beine gebeugt und die Bauchmuskulatur angespannt. Stoßen Sie nicht mit den Fußteilen an der inneren Begrenzung an. Atmen Sie während der Bewegung gleichmäßig.

Wechseln Sie nach 30 Sekunden ohne Pause zur nächsten Übung.

Übung 5: Rückenmuskulatur

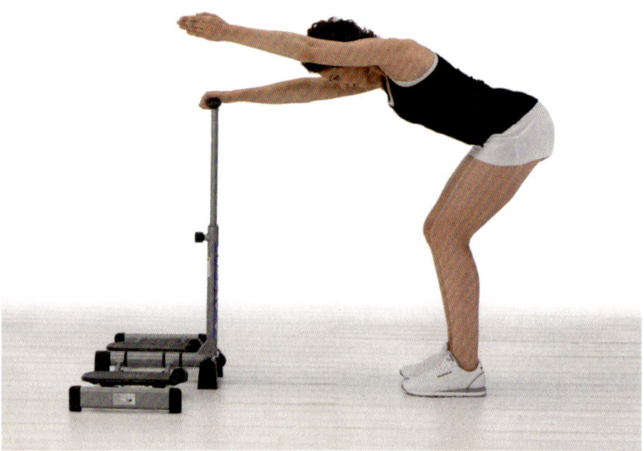

Ausgangsposition

Sie stehen mit etwa ein bis zwei Schritten Abstand in Grätschhaltung mit gebeugten Knien vor dem LegMagic. Beugen Sie den Oberkörper nach vorne und legen Sie Ihre Hände auf die Handgriffe. Die Arme sind gestreckt, ihr Rücken ist gerade, der Kopf zwischen den Armen. Heben Sie den linken Arm nach oben.

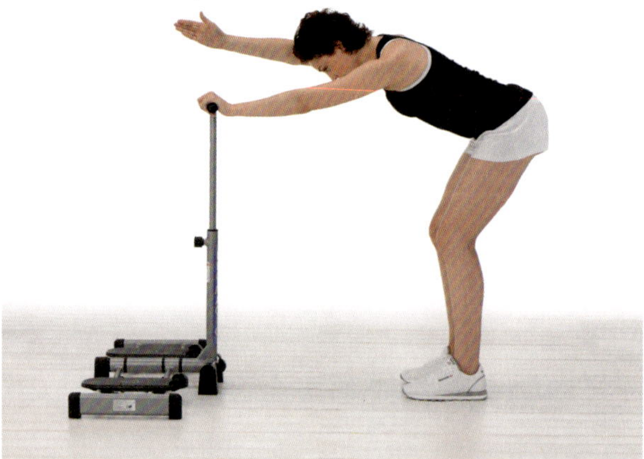

Endposition

Senken Sie zunächst den linken Arm wieder auf die Handgriffe und heben Sie dann den rechten Arm ab. Die Daumen weisen dabei immer nach oben, die Handflächen nach innen. Die Armbewegung geht nur so weit nach oben, wie Sie den Oberkörper stabil in der Ausgangsposition halten können.

Wechseln Sie nach 30 Sekunden ohne Pause zur nächsten Übung.

Übung 6: Gesäß- und Rückenmuskulatur

Ausgangsposition

Sie stehen mit etwa ein bis zwei Schritten Abstand vor dem LegMagic. Beugen Sie nun den Oberkörper nach vorn und legen Sie Ihre Hände auf die Handgriffe des LegMagic. Achten Sie darauf, Ihren Rücken gerade zu halten. Ihr Blick geht nach unten. Ziehen Sie jetzt das linke Knie nach oben Richtung Brust.

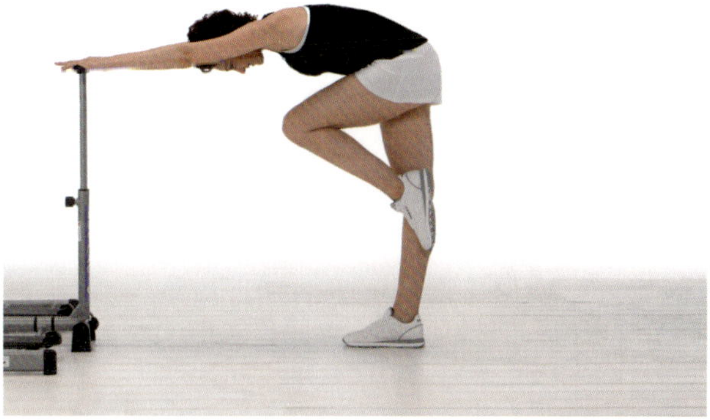

Endposition

Strecken Sie das linke Bein langsam ganz nach hinten aus. Achten Sie darauf, die Ausgangsposition nicht zu verlassen. Halten Sie Ihren Oberkörper stabil, indem Sie die Bauchmuskulatur mit anspannen. Arme, Beine und Rücken sollten eine Linie bilden. Trainieren Sie anschließend das rechte Bein.

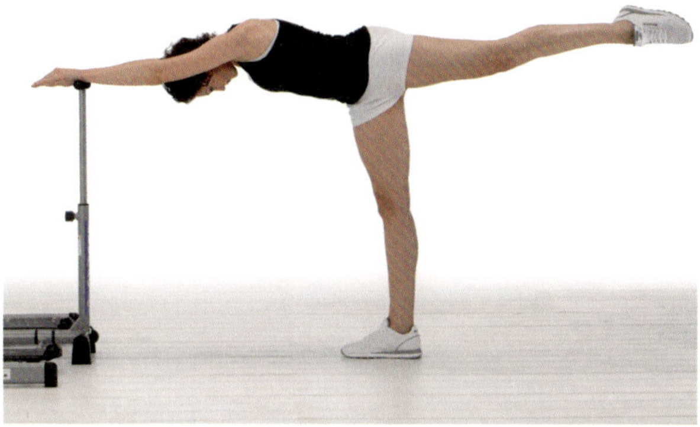

Wechseln Sie nach 30 Sekunden ohne Pause zur nächsten Übung.

Übung 7: Oberschenkel- und Gesäßmuskulatur

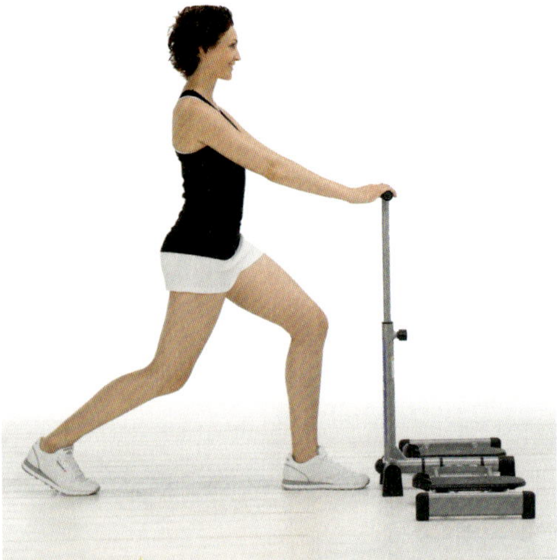

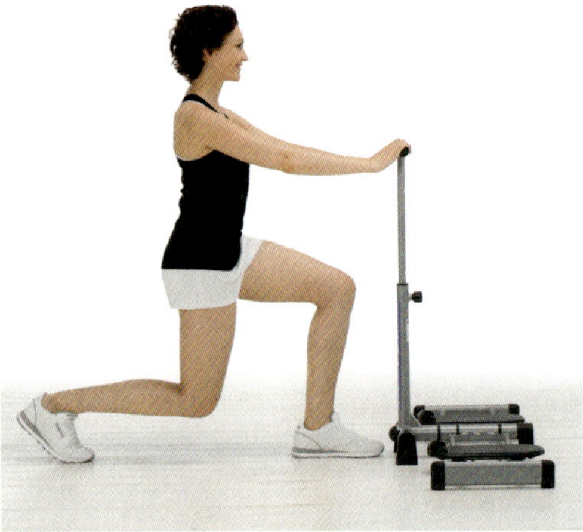

Ausgangsposition

Sie stehen vor dem LegMagic. Der Abstand beträgt etwa eine halbe Schrittlänge. Halten Sie sich an den Handgriffen fest und stellen Sie das rechte Bein zu einem Ausfallschritt weit nach hinten. Das linke Bein ist im Knie leicht gebeugt, das rechte nach hinten gestreckt, die Ferse berührt den Boden nicht. Ihr Körpergewicht ruht auf dem linken Bein.

Endposition

Machen Sie nun eine Kniebeuge. Der Winkel im linken Kniegelenk beträgt etwa 90 Grad. Achten Sie darauf, das Knie nicht nach vorn zu schieben. Das Gewicht ruht nach wie vor auf dem linken Bein. Das rechte Bein bewegt sich ohne Belastung mit. Das rechte Knie berührt den Boden nicht. Trainieren Sie anschließend das andere Bein.

Wechseln Sie nach 30 Sekunden ohne Pause zur nächsten Übung.

Übung 8: Bauch- und Brustmuskulatur

Ausgangsposition

Gehen Sie seitlich zum LegMagic auf die Knie. Legen Sie beide Hände auf ein Fußteil des LegMagic. Dieses darf nicht an der inneren Begrenzung anstoßen. Die Arme sind gestreckt, Kopf und Rücken bilden eine Linie. Der Winkel zwischen Oberschenkel und Hüftgelenk beträgt etwa 90 Grad.

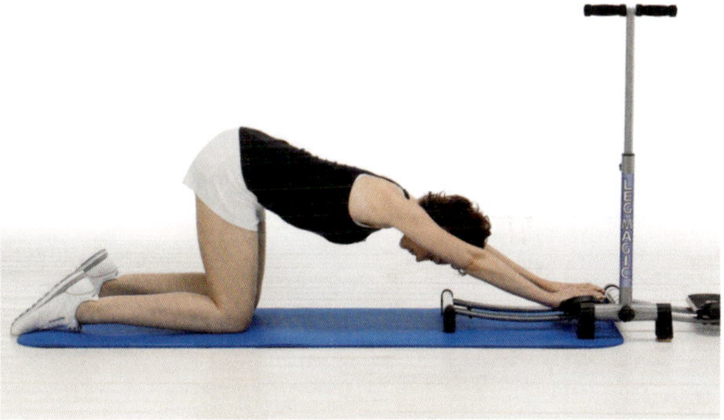

Endposition

Ziehen Sie nun das Fußteil des LegMagic zu sich her. Das Fußteil berührt nicht die äußere Begrenzung. Die Arme bleiben gestreckt, und der Oberkörper kommt gerade nach oben. Atmen Sie aus, während Sie das Fußteil zu sich herziehen. Wenn Sie zurück in die Ausgangsposition gehen, atmen Sie ein.

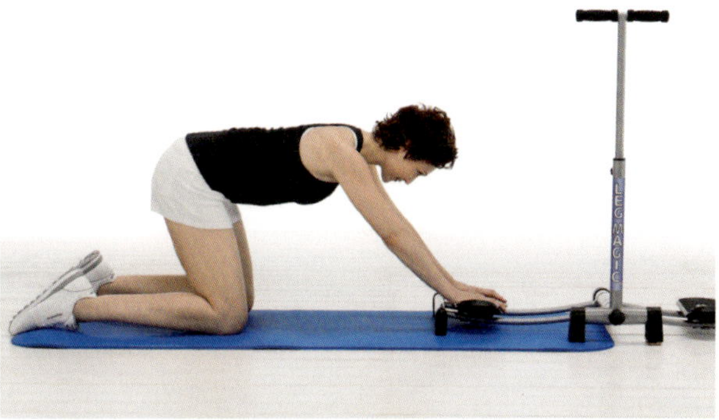

Wechseln Sie nach 30 Sekunden ohne Pause zur nächsten Übung.

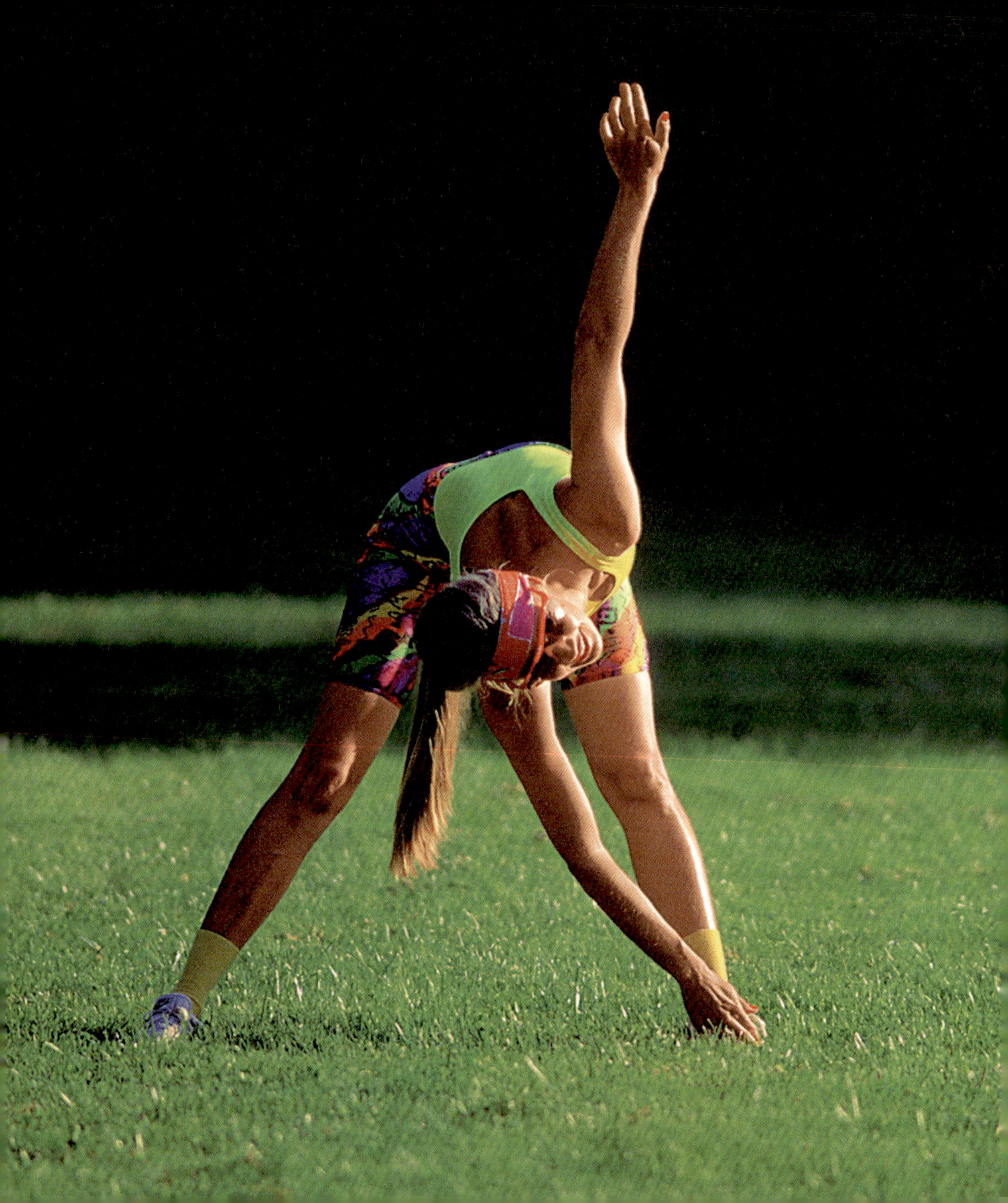

LegMagic-Übungen für Fortgeschrittene

Regelmäßiges Krafttraining trägt maßgeblich zum Erhalt der körperlichen Leistungsfähigkeit und des Wohlbefindens bei. Ein ausgewogenes Muskelkorsett stützt unsere Gelenke, schützt vor Rückenschmerzen und verbraucht nicht zuletzt mehr Energie als unbewegte Masse. Aber nur regelmäßiges Üben führt zum sicheren Erfolg!

Absolvieren Sie vor Trainingsbeginn bitte die Testübungen ab Seite 10. Beachten Sie die Trainingshinweise auf Seite 23; Wochen-Trainingspläne finden Sie auf Seite 65.

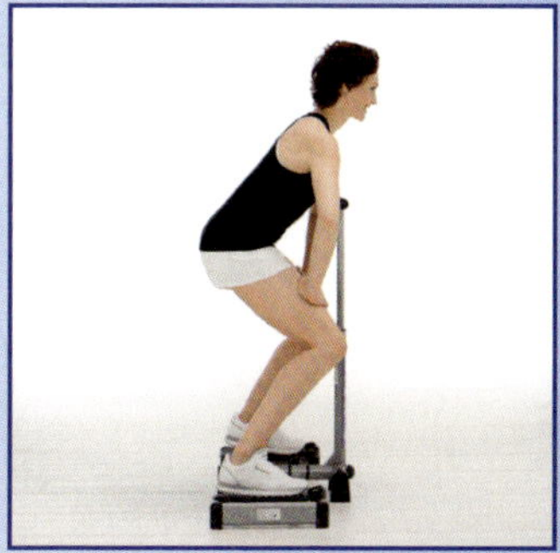

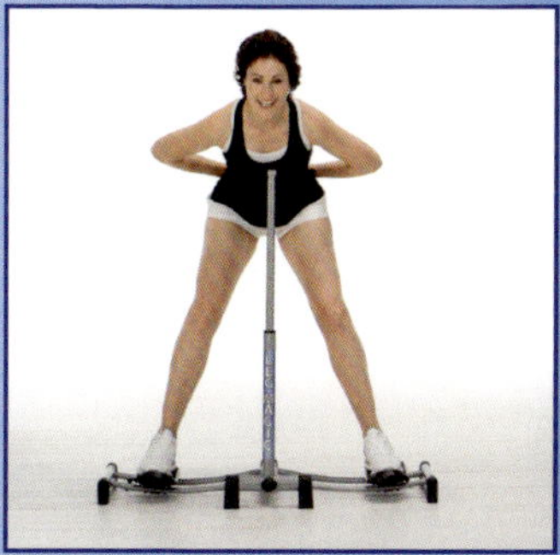

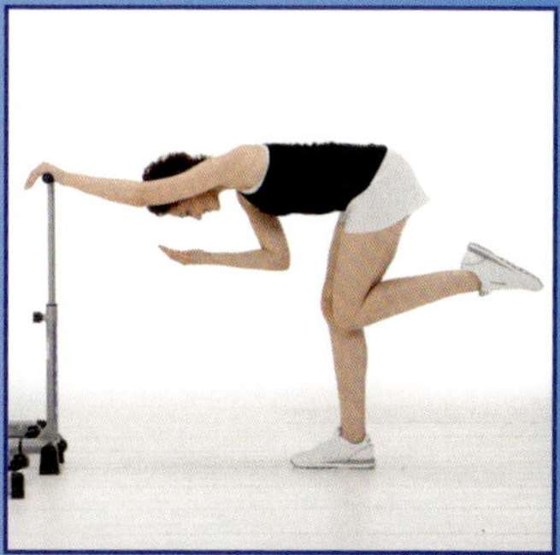

Übung 1: Innere Oberschenkelmuskulatur

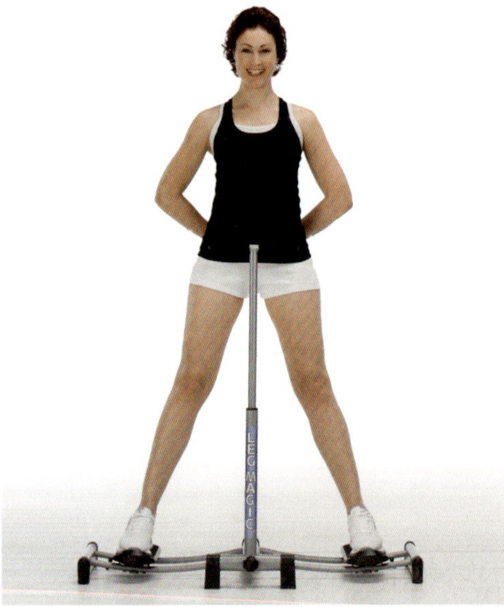

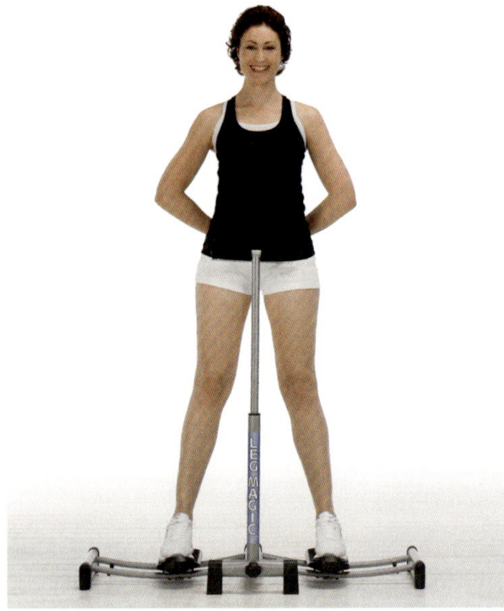

Ausgangsposition

Stellen Sie sich auf die Fußteile des LegMagic. Die Beine sind leicht gegrätscht, die Füße stoßen nicht an der äußeren Begrenzung an. Die Knie sind gestreckt. Verschränken Sie die Arme hinter dem Rücken. Stehen Sie aufrecht und spannen Sie Ihre Bauchmuskulatur etwas an.

Endposition

Ziehen Sie nun mit den Beinen die Fußteile des LegMagic langsam nach innen. Dabei bleiben die Beine gestreckt und die Bauchmuskulatur angespannt. Stoßen Sie nicht mit den Fußteilen an der inneren Begrenzung an. Der Rücken bleibt während der ganzen Übung gerade.

Wechseln Sie nach 30 bis 45 Sekunden ohne Pause zur nächsten Übung.

Übung 2: Bein-, Rücken- und Schultermuskulatur

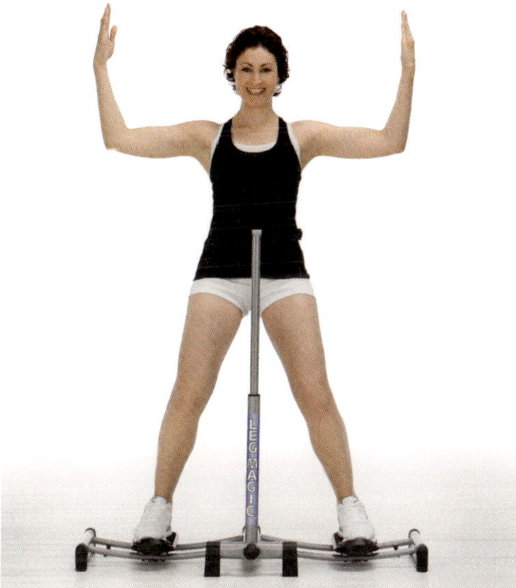

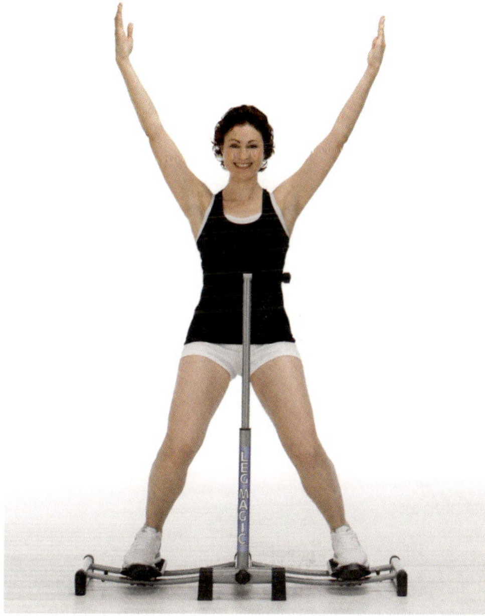

Ausgangsposition

Stellen Sie sich auf die Fußteile des LegMagic. Die Beine sind leicht gegrätscht, Sie stoßen nicht an der äußeren Begrenzung an. Die Knie sind leicht gebeugt. Heben Sie die Arme seitlich auf Schulterhöhe, Hände nach oben. Die Unter- und Oberarme bilden einen 90-Grad-Winkel.

Endposition

Gehen Sie nun in die Knie. Der Winkel im Kniegelenk beträgt etwa 90 Grad. Die Knie nicht nach vorne schieben! Strecken Sie die Arme neben dem Kopf schräg nach oben. Halten Sie während der Übung Ihren Rücken gerade und spannen Sie Ihre Bauchmuskulatur etwas an.

Wechseln Sie nach 30 bis 45 Sekunden ohne Pause zur nächsten Übung.

Übung 3: Wadenmuskulatur

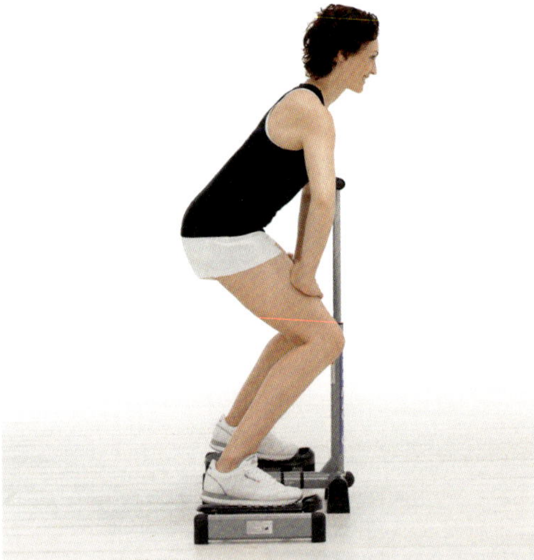

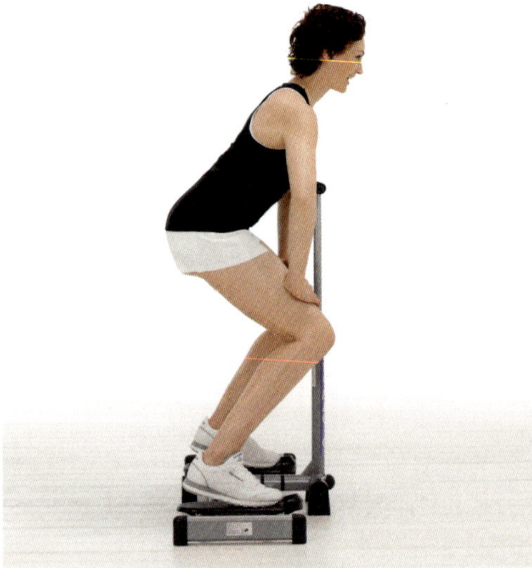

Ausgangsposition

Sie stehen auf dem LegMagic. Die Beine sind leicht gegrätscht, Sie stoßen nicht an der äußeren Begrenzung an. Die Knie sind etwa 90 Grad gebeugt. Stützen Sie sich mit den Händen auf den Oberschenkeln ab und stehen Sie auf den Fußballen. Drücken Sie die Fersen etwas nach oben. Ihr Rücken ist gerade, der Kopf in Verlängerung der Wirbelsäule.

Endposition

Drücken Sie nun die Fersen ganz nach oben. Verändern Sie ansonsten Ihre Körperposition nicht. Halten Sie die Knie bei 90 Grad gebeugt und den Oberkörper gerade. Atmen Sie beim Aufrichten ein, beim Absenken aus. Ihr Oberkörper berührt den Haltegriff nicht. Der Rücken bleibt gerade, der Kopf stabil in Verlängerung der Wirbelsäule.

Wechseln Sie nach 30 bis 45 Sekunden ohne Pause zur nächsten Übung.

Übung 4: Oberschenkel- und Hüftmuskulatur

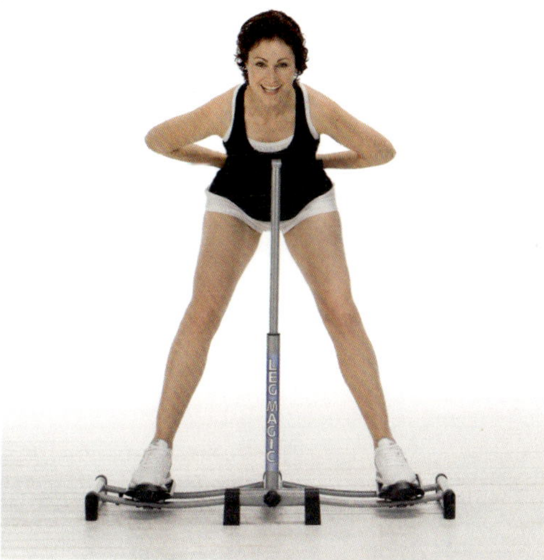

Ausgangsposition

Stellen Sie sich auf die Fußteile des LegMagic. Die Beine sind leicht gegrätscht, Sie stoßen nicht an der äußeren Begrenzung an. Halten Sie sich nicht an den Handgriffen des LegMagic fest, sondern verschränken Sie die Arme hinter dem Rücken. Beugen Sie nun den Oberkörper nach vorn und spannen Sie dabei Ihre Bauchmuskulatur etwas an.

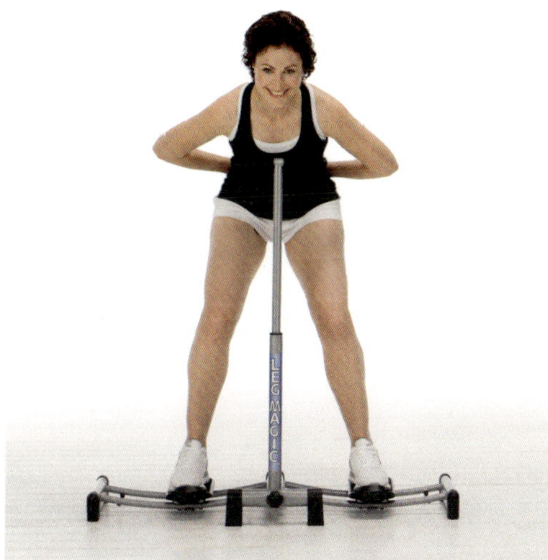

Endposition

Ziehen Sie mit den Beinen die Fußteile des LegMagic langsam nach innen. Dabei bleiben die Beine gebeugt und die Bauchmuskulatur angespannt. Halten Sie auch Ihren Oberkörper in der Ausgangsposition. Berühren Sie nicht die Haltegriffe. Stoßen Sie nicht mit den Fußteilen an der inneren Begrenzung an. Atmen Sie gleichmäßig ein und aus.

Wechseln Sie nach 30 bis 45 Sekunden ohne Pause zur nächsten Übung.

Übung 5: Rücken- und Oberschenkelmuskulatur

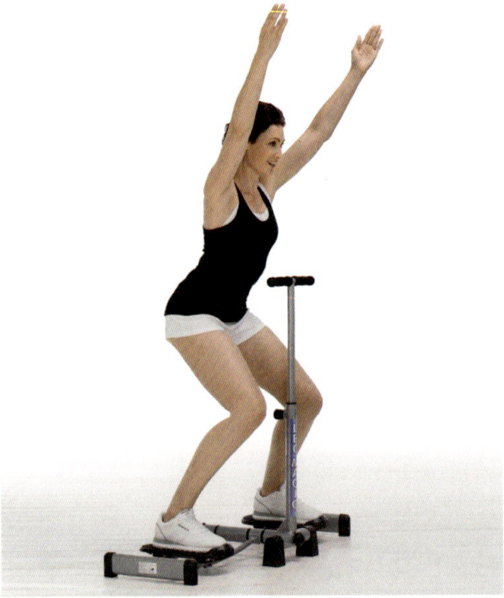

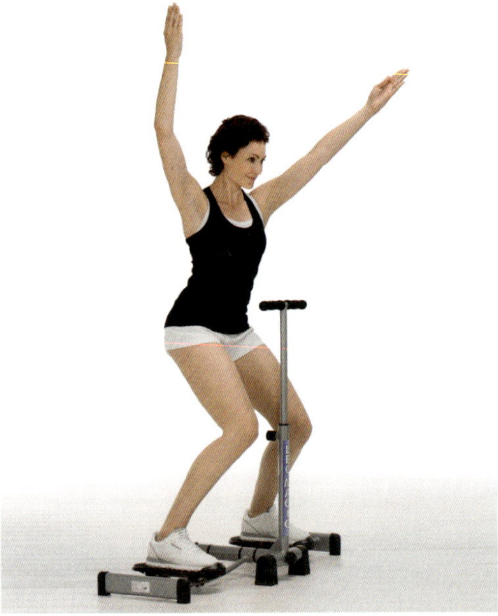

Ausgangsposition

Stellen Sie sich mit beiden Beinen auf die Fußteile des LegMagic. Die Knie sind etwa 90 Grad gebeugt, die Beine gegrätscht. Sie stoßen nicht an der äußeren Begrenzung an. Halten Sie Ihre Wirbelsäule aufrecht und den Kopf gerade. Strecken Sie nun die Arme schräg nach oben aus.

Endposition

Bewegen Sie nun Ihre Arme in zügigem Tempo gegengleich abwechselnd nach vorn und hinten. Arbeiten Sie nicht mit Schwung, sodass Ihr Oberkörper stabil in der Ausgangsposition bleibt. Spannen Sie dazu die Bauchmuskulatur an. Die Position der Beine ändert sich ebenfalls nicht.

Wechseln Sie nach 30 bis 45 Sekunden ohne Pause zur nächsten Übung.

Übung 6: Gesäß-, Rücken- und Schultermuskulatur

Ausgangsposition

Sie stehen mit etwa ein bis zwei Schritten Abstand vor dem LegMagic. Füße hüftbreit auseinander, Knie leicht angewinkelt. Beugen Sie nun den Oberkörper nach vorne und legen Sie die linke Hand auf die Handgriffe des LegMagic. Den rechten Arm winkeln Sie an. Stellen Sie sich auf das rechte Bein und winkeln Sie das linke nach oben an.

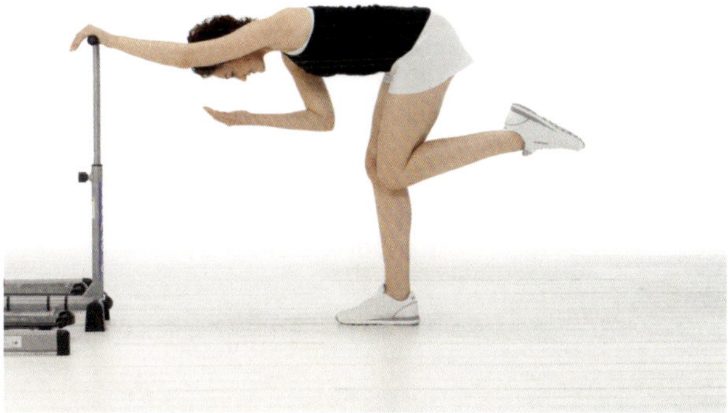

Endposition

Strecken Sie den rechten Arm und das linke Bein ganz aus. Achten Sie darauf, den Rücken gerade zu halten. Der Kopf ist zwischen den Armen, Blick nach unten. Ihr Körpergewicht ruht auf dem Standbein. Die linke Hand bleibt liegen. Trainieren Sie anschließend die andere Seite.

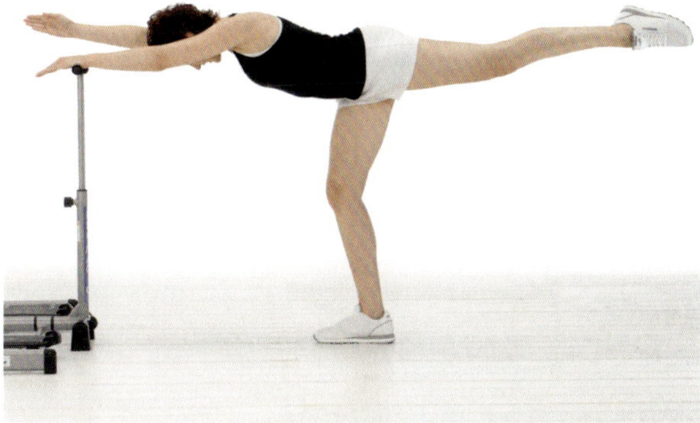

Wechseln Sie nach 30 bis 45 Sekunden ohne Pause zur nächsten Übung.

Übung 7: Oberschenkel- und Gesäßmuskulatur

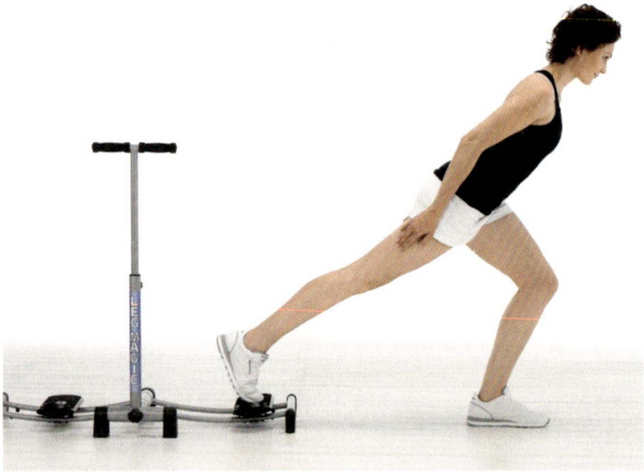

Ausgangsposition

Sie stehen mit dem Rücken zum LegMagic. Der Abstand beträgt etwa eine Schrittlänge. Stellen Sie den rechten Fuß auf das Fußteil. Ihr Gewicht ruht auf dem linken Bein. Das linke Knie ist leicht gebeugt. Legen Sie die Arme seitlich an den Körper. Spannen Sie Ihren Bauch an. Der Rücken ist etwas vorgebeugt.

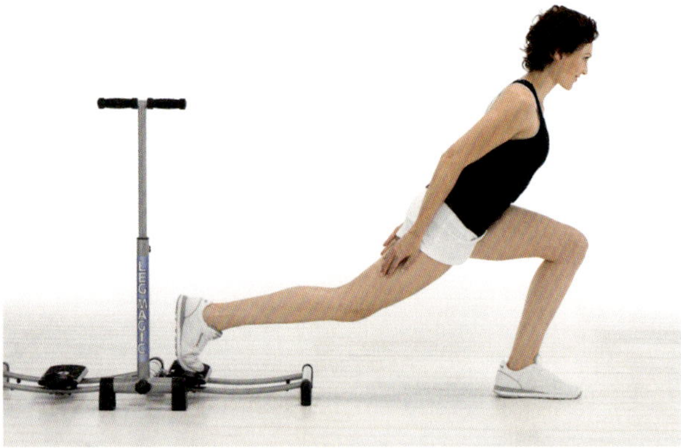

Endposition

Gehen Sie nun in die Kniebeuge, bis der Winkel im linken Kniegelenk etwa 90 Grad beträgt. Den rechten Fuß schieben Sie gleichzeitig auf dem Fußteil nach hinten. Die rechte Ferse berührt den LegMagic nicht, nur der Fußballen. Achten Sie darauf, das linke Knie nicht nach vorne zu schieben.

Wechseln Sie nach 30 bis 45 Sekunden ohne Pause zur nächsten Übung.

Übung 8: Bauchmuskulatur

Ausgangsposition

Gehen Sie zunächst mit dem Rücken zum LegMagic in den Vierfüßerstand. Die Hände stehen unter den Schultern, Oberkörper und Arme bilden einen 90-Grad-Winkel. Legen Sie nun beide Füße auf ein Fußteil des LegMagic und heben Sie beide Knie etwas vom Boden ab. Ihr Rücken ist gerade, der Bauch angespannt.

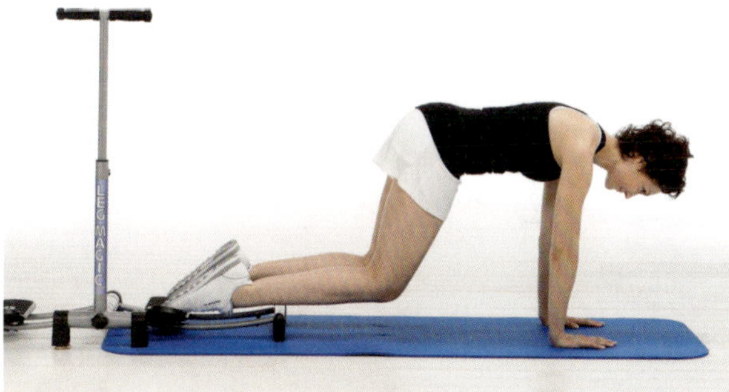

Endposition

Ziehen Sie nun Füße und Knie nach vorn in Richtung Hände. Beenden Sie diese Zugbewegung, bevor das Fußteil an der äußeren Begrenzung anstößt. Achten Sie darauf, Ihre Bauchmuskulatur angespannt und den Rücken ganz gerade zu halten. Atmen Sie beim Heranziehen der Knie ein, beim Wegdrücken aus.

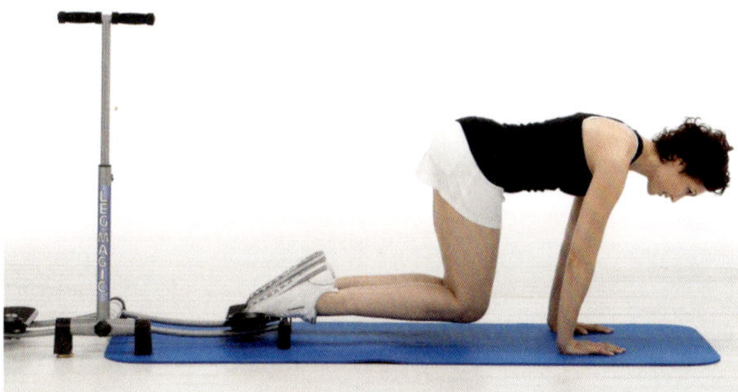

Wechseln Sie nach 30 bis 45 Sekunden ohne Pause zur nächsten Übung.

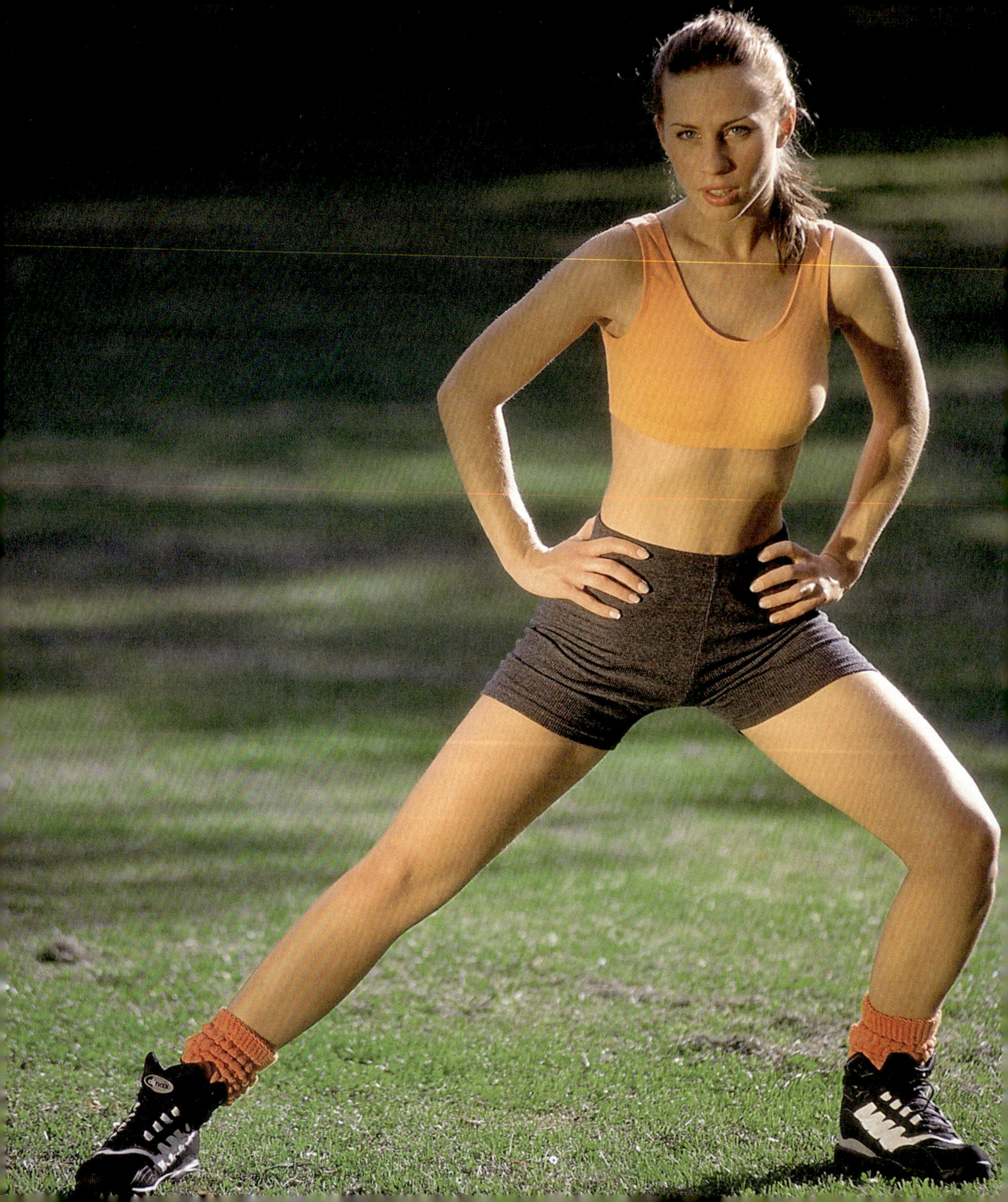

LegMagic-Übungen für Könner

Sie sind fit und beweglich und möchten Ihre Kraftreserven weiter erhöhen? Bitte sehr: Unsere Übungen mit dem LegMagic bringen Sie sicher ans Ziel. Dabei werden die wichtigsten Muskelgruppen in einem Trainingszirkel trainiert. Das ist sehr effektiv und bringt in kurzer Zeit die bestmöglichen Ergebnisse.
Absolvieren Sie vor Trainingsbeginn bitte die Testübungen ab Seite 10. Beachten Sie die Trainingshinweise auf Seite 23; Wochen-Trainingspläne finden Sie auf Seite 65.

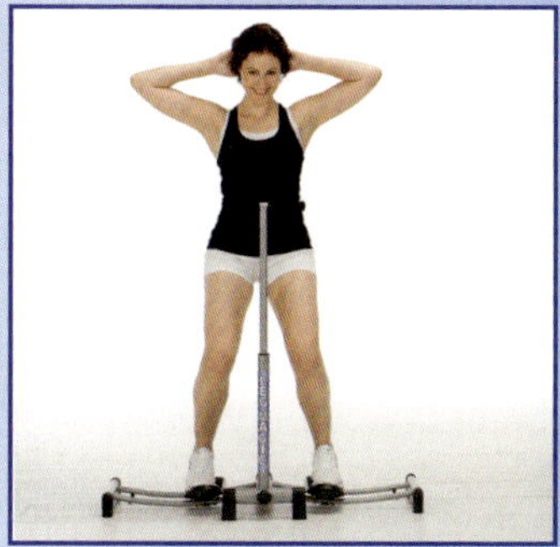

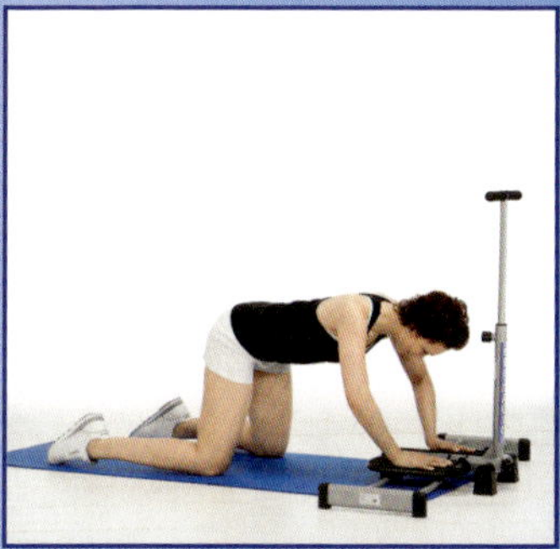

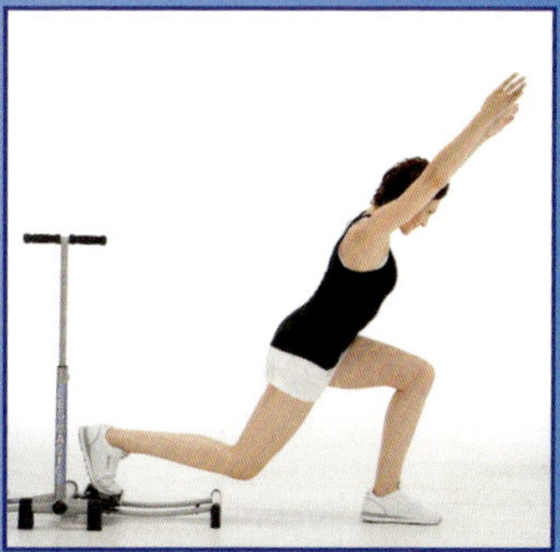

Übung 1: Innere Oberschenkel- und Schultermuskulatur

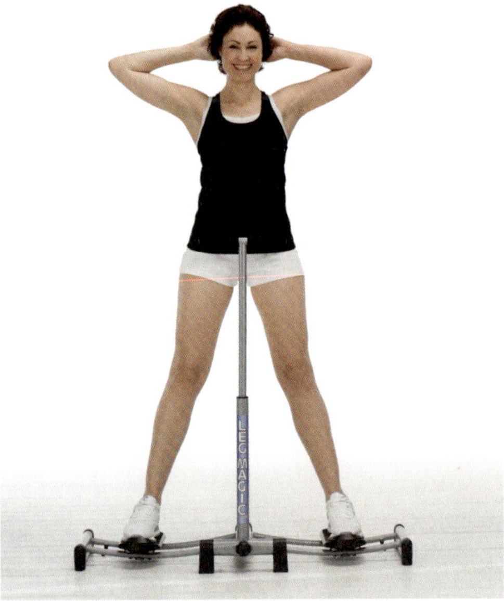

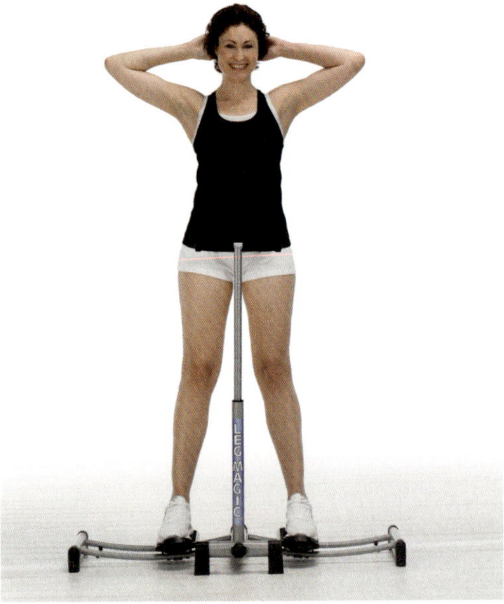

Ausgangsposition

Stellen Sie sich mit beiden Beinen auf die Fußteile des LegMagic. Die Beine sind leicht gegrätscht, Sie stoßen nicht an der äußeren Begrenzung an. Die Knie sind gestreckt. Verschränken Sie die Arme hinter dem Kopf. Spannen Sie Ihre Bauchmuskulatur etwas an.

Endposition

Ziehen Sie nun mit den Beinen die Fußteile des LegMagic langsam nach innen. Dabei bleiben die Beine gestreckt und die Bauchmuskulatur angespannt. Stoßen Sie nicht mit den Fußteilen an der inneren Begrenzung an. Atmen Sie während der Bewegung gleichmäßig.

Wechseln Sie nach 45 bis 60 Sekunden ohne Pause zur nächsten Übung.

Übung 2: Oberschenkelmuskulatur

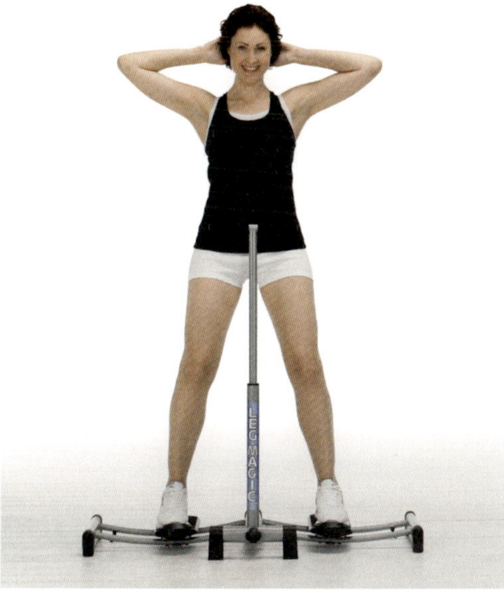

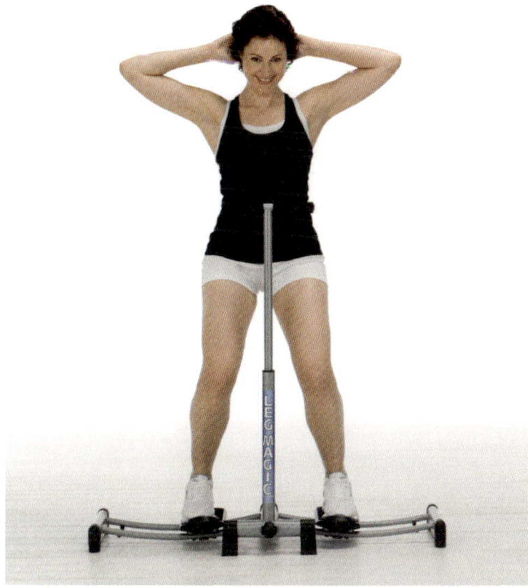

Ausgangsposition

Stellen Sie sich mit beiden Beinen auf die Fußteile des LegMagic. Die Beine sind parallel. Sie stoßen nicht an der inneren Begrenzung an. Die Knie sind leicht gebeugt. Verschränken Sie die Arme hinter dem Kopf. Stehen Sie aufrecht und spannen Sie Ihre Bauchmuskulatur etwas an.

Endposition

Gehen Sie nun in die Kniebeuge. Der Winkel im Kniegelenk beträgt etwa 90 Grad. Achten Sie darauf, die Knie nicht nach vorn zu schieben. Wenn Sie ein gedachtes Lot von der Kniescheibe nach unten fällen, trifft es die Zehen. Halten Sie die Beine in der inneren Position.

Wechseln Sie nach 45 bis 60 Sekunden ohne Pause zur nächsten Übung.

Übung 3: Oberschenkelmuskulatur und Schultergürtel

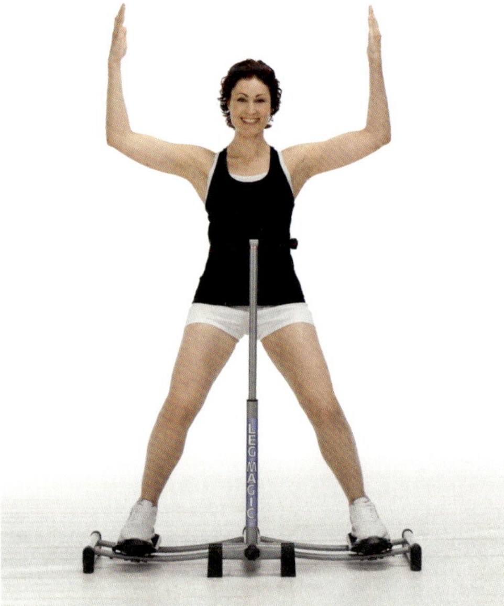

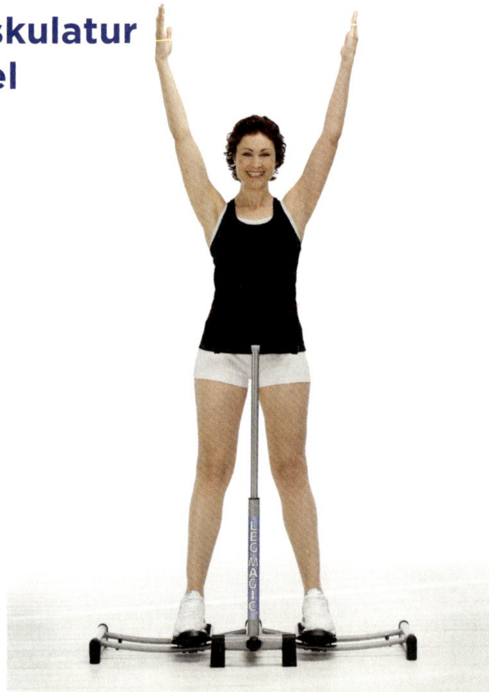

Ausgangsposition

Stellen Sie sich auf die Fußteile des LegMagic. Die Beine sind etwa schulterbreit gegrätscht. Gehen Sie in die Knie. Winkeln Sie die Arme seitlich neben den Schultern um 90 Grad an. Spannen Sie Ihre Bauchmuskulatur etwas an.

Endposition

Gehen Sie nun in die komplette Körperstreckung, indem Sie die Beine nach innen ziehen und die Arme gerade nach oben strecken, so weit Sie können. Stoßen Sie mit den Fußteilen nicht an der inneren Begrenzung an. Atmen Sie aus.

Wechseln Sie nach 45 bis 60 Sekunden ohne Pause zur nächsten Übung.

Übung 4: Wadenmuskulatur und innere Oberschenkelmuskulatur

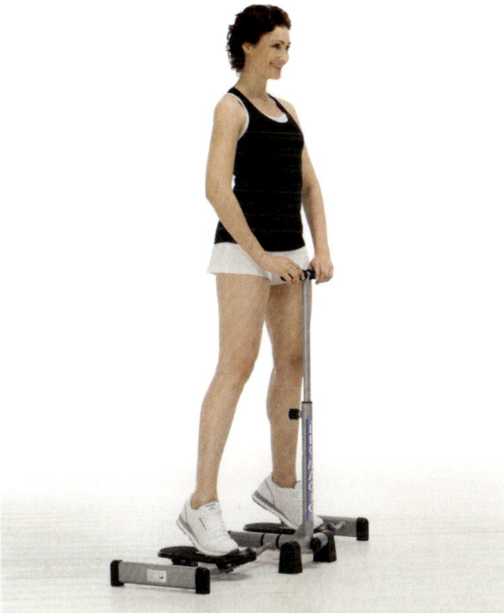

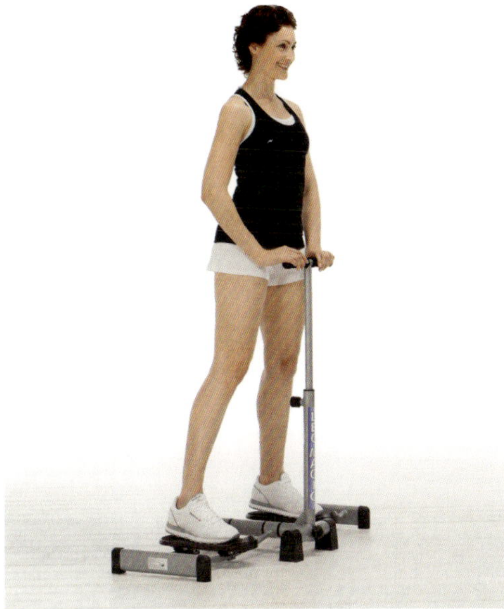

Ausgangsposition

Sie stehen mit beiden Füßen auf dem LegMagic. Die Beine sind parallel. Die Knie sind durchgestreckt, und Sie heben sich auf die Fußballen. Drücken Sie die Fersen nach oben. Spannen Sie Ihre Bauchmuskulatur an.

Endposition

Senken Sie nun die Fersen langsam auf die Fußteile, ohne diese zu berühren. Das Körpergewicht wird von den Beinen getragen. Die Handgriffe dienen dazu, das Gleichgewicht zu halten. Der Rücken bleibt während der ganzen Übung gestreckt.

Wechseln Sie nach 45 bis 60 Sekunden ohne Pause zur nächsten Übung.

Übung 5: Innere Oberschenkel- und Schultermuskulatur

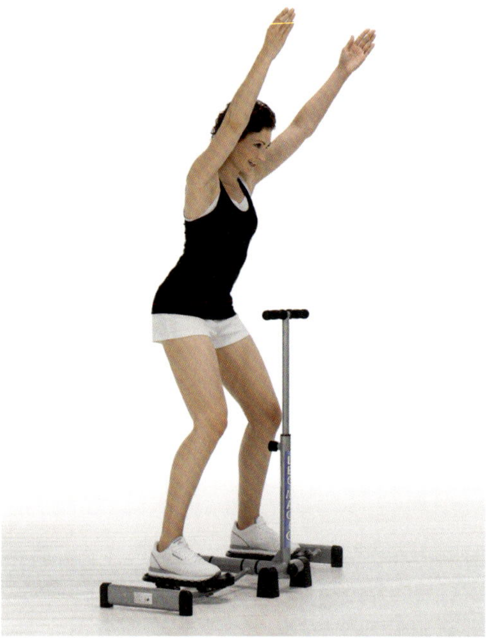

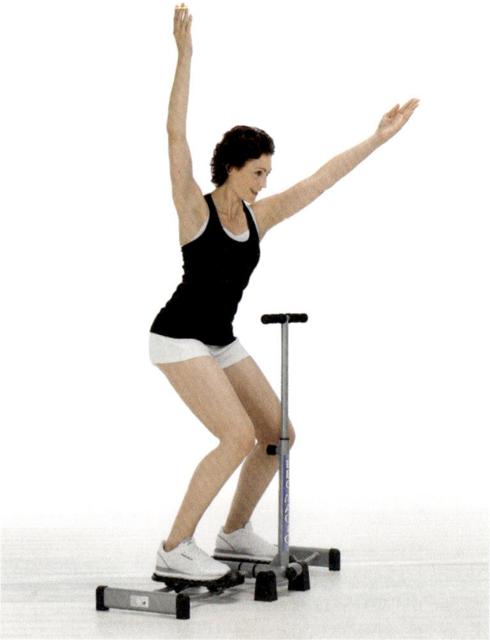

Ausgangsposition

Stellen Sie sich mit beiden Beinen auf die Fußteile des LegMagic. Die Knie sind leicht gebeugt, die Beine gegrätscht. Sie stoßen nicht an der äußeren Begrenzung an. Strecken Sie nun die Arme nach oben aus.

Endposition

Bewegen Sie nun Ihre Arme in zügigem Tempo gegengleich nach vorn und hinten. Arbeiten Sie nicht mit Schwung, sodass Ihr Oberkörper stabil in der Ausgangsposition bleibt. Gleichzeitig ziehen Sie die gebeugten Beine nach innen.

Wechseln Sie nach 45 bis 60 Sekunden ohne Pause zur nächsten Übung.

Übung 6: Brust- und Bauchmuskulatur

Ausgangsposition

Knien Sie sich zunächst vor den LegMagic. Gehen Sie in den Vierfüßerstand, und stützen Sie sich mit den Händen auf die Fußteile des LegMagic. Diese befinden sich in der äußeren Position, ohne den Rand zu berühren. Drücken Sie die Knie etwas vom Boden weg. Halten Sie Ihre Bauchmuskulatur angespannt.

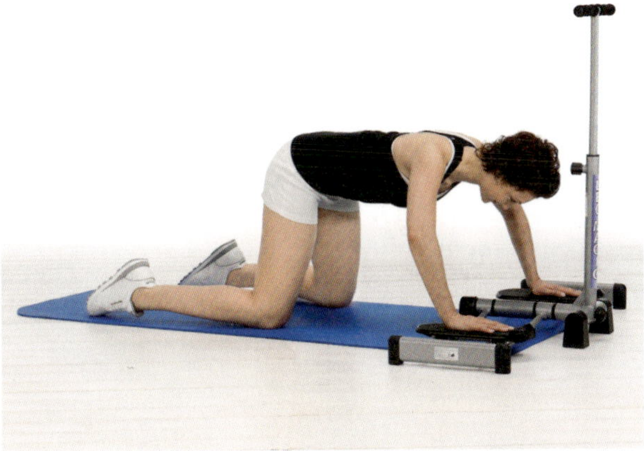

Endposition

Ziehen Sie nun die Fußteile des LegMagic mit den Händen nach innen, ohne an den inneren Rand anzustoßen. Halten Sie während dieser Bewegung Ihre Bauchmuskulatur angespannt und atmen Sie langsam und gleichmäßig aus. Der Blick geht nach unten. Die Position des Körpers bleibt unverändert.

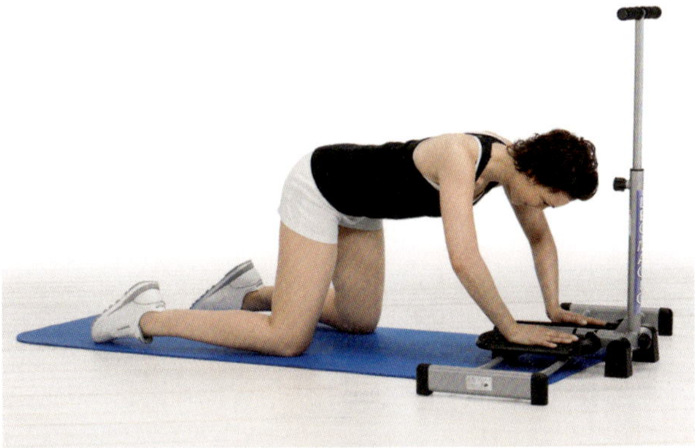

Wechseln Sie nach 45 bis 60 Sekunden ohne Pause zur nächsten Übung.

Übung 7: Rücken- und Gesäßmuskulatur

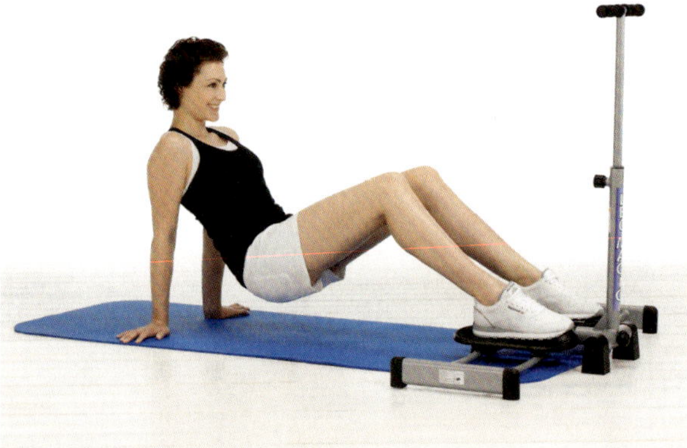

Ausgangsposition

Setzen Sie sich auf den Boden und stützen Sie sich nach hinten ab. Die Arme stehen unter den Schultern. Stellen Sie die Füße auf die Fußteile des LegMagic und ziehen Sie diese nach innen. Halten Sie zunächst diese Position. Heben Sie nun Ihr Becken etwas vom Boden ab und spannen Sie Ihre Bauchmuskulatur an.

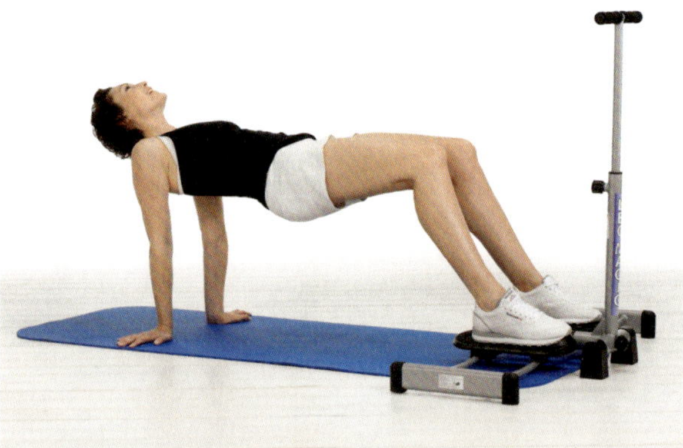

Endposition

Heben Sie nun das Becken weiter nach oben an, bis Schultern, Becken und Knie eine Linie bilden. Der Rücken ist gerade, das Kinn geht etwas zur Brust. Halten Sie die Fußteile in der inneren Position. Absolvieren Sie diese Bewegung langsam und gleichmäßig. Atmen Sie bei der Aufwärtsbewegung aus.

Wechseln Sie nach 45 bis 60 Sekunden ohne Pause zur nächsten Übung.

Übung 8: Bauchmuskulatur

Ausgangsposition

Setzen Sie sich auf den Boden und stützen Sie sich nach hinten ab. Stellen Sie die Füße auf die Fußteile und ziehen Sie diese nach innen. Legen Sie jetzt Ihren Oberkörper nach hinten ab und bringen Sie die Hände seitlich neben den Kopf. Heben Sie Ihren Oberkörper leicht an, spannen Sie den Bauch etwas an.

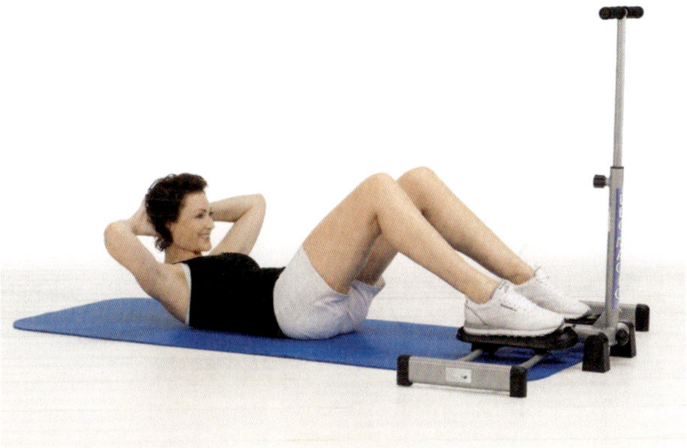

Endposition

Rollen Sie nun den Oberkörper nach vorn ein, sodass sich die Schulterblätter möglichst ganz vom Boden lösen. Ziehen Sie nicht mit den Händen am Kopf, sondern stützen Sie diesen nur ab. Die Ellenbogen bleiben weit geöffnet, die übrige Körperhaltung unverändert. Atmen Sie während des Einrollens bewusst aus.

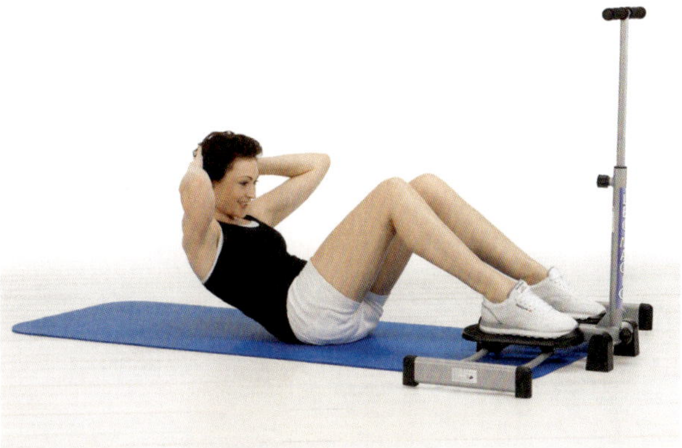

Wechseln Sie nach 45 bis 60 Sekunden ohne Pause zur nächsten Übung.

Übung 9: Hintere Oberschenkelmuskulatur

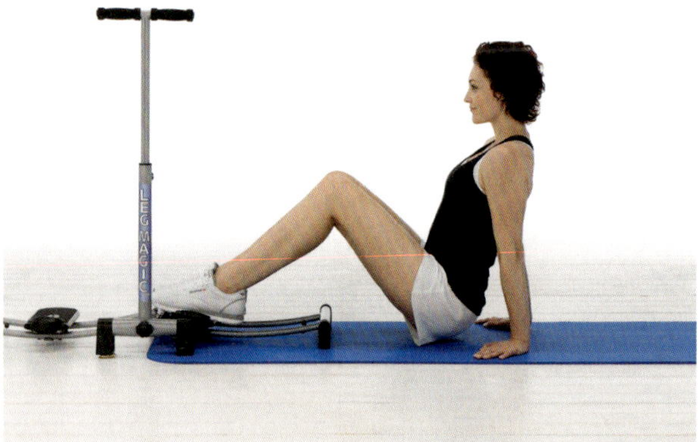

Ausgangsposition

Setzen Sie sich seitlich neben den LegMagic auf den Boden und stützen Sie sich mit den Händen nach hinten ab. Stellen Sie die Füße auf ein Fußteil, ohne dass dieses die innere Begrenzung berührt. Heben Sie nun Ihr Becken leicht vom Boden ab und spannen Sie Ihre Bauchmuskulatur an.

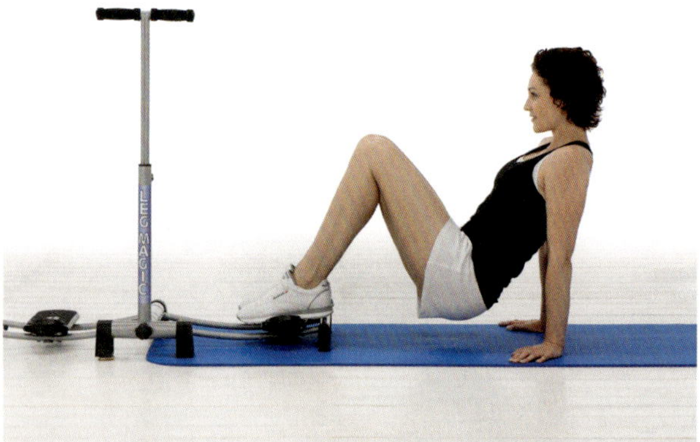

Endposition

Ziehen Sie nun die Füße Richtung Gesäß, ohne dass das Fußteil die äußere Begrenzung berührt. Halten Sie Ihre Bauchmuskulatur angespannt und atmen Sie während dieser Bewegung aus. Die Haltung des übrigen Körpers bleibt während der ganzen Übung unverändert.

Wechseln Sie nach 45 bis 60 Sekunden ohne Pause zur nächsten Übung.

Übung 10: Oberschenkel- und Gesäßmuskulatur, Schultergürtel

Ausgangsposition

Sie stehen mit dem Rücken zum Leg Magic. Der Abstand beträgt etwa eine Schrittlänge. Stellen Sie den rechten Fuß auf das Fußteil des Leg Magic. Ihr Körpergewicht ruht auf dem linken Standbein. Halten Sie dieses leicht gebeugt. Strecken Sie die Arme nach oben aus und spannen Sie Ihre Bauchmuskulatur an.

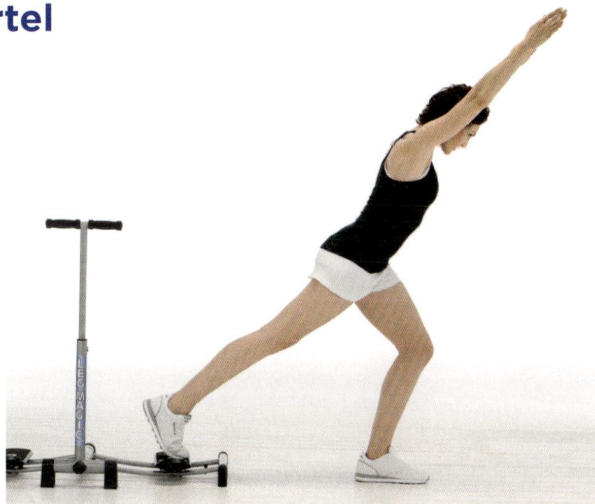

Endposition

Gehen Sie in die Kniebeuge. Der Winkel im Kniegelenk beträgt etwa 90 Grad. Achten Sie darauf, die Knie nicht nach vorn zu schieben. Das Gewicht ruht auf dem linken Bein. Den rechten Fuß schieben Sie nach hinten. Die Arme bleiben gestreckt. Trainieren Sie danach das rechte Bein.

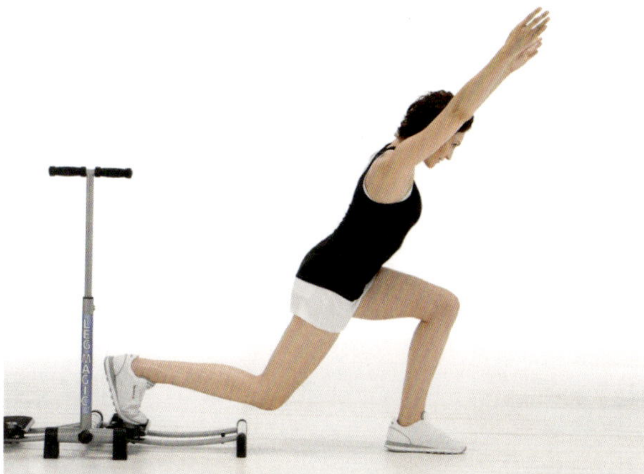

Wechseln Sie nach 45 bis 60 Sekunden ohne Pause zur nächsten Übung.

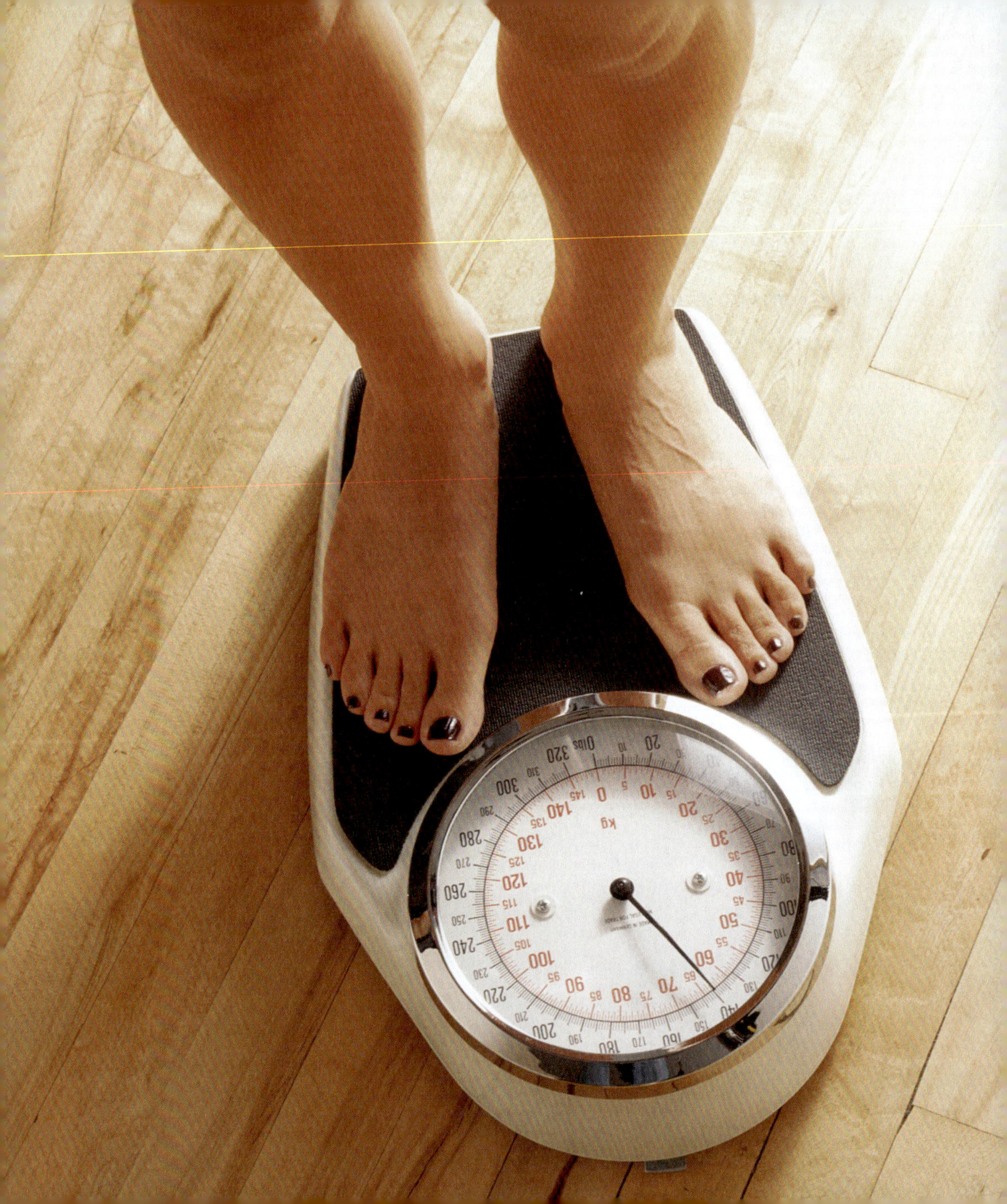

Energie verbrauchen – Energie tanken

Wenn Sie mit Gewichtsproblemen kämpfen oder solche schon von vornherein vermeiden möchten, gibt es nur eine dauerhafte Lösung: regelmäßige Bewegung in Form eines angemessenen Ausdauertrainings. Wie das für Sie aussehen könnte, erfahren Sie in diesem Kapitel. Für ein sinnvolles Training ist es aber auch wichtig, regelmäßig Erholungspausen einzulegen und einmal richtig abzuschalten. Wir haben die effektivsten Tipps für Entspannungs- und Atemübungen für Sie zusammengestellt.

LEISTUNG
PLANUNG
RUHE

Energieverbrauch durch gezielte Bewegung

Wenn es um ungeliebte Fettpölsterchen und Problemzonen geht, herrscht die Meinung vor, man müsse nur ein paar Kräftigungsübungen machen, und schon purzeln die Pfunde.
So einfach ist es leider nicht. Zunächst stellt sich die Frage: Was ist überhaupt eine Problemzone? Grundsätzlich gibt es zwei Möglichkeiten: zu wenig Muskulatur, die den Körper formt, oder zu viel Fett, das die Muskulatur verdeckt.
Wenn Ihr Ziel ist, das überflüssige Fett, zum Beispiel am Bauch, verschwinden zu lassen, hilft es wenig, wenn Sie nur Kräftigungsübungen für die Bauchmuskulatur machen. Die Fettpolster sind dadurch entstanden, dass Sie mehr Energie aufnehmen, als Sie verbrauchen. Um Fett schmelzen zu lassen, müssen Sie mehr Energie verbrauchen, als Sie über Ihre Ernährung aufnehmen. Ausdauertraining ist die wirkungsvollste Variante, wenn es darum geht, möglichst schnell und effektiv Fett abzubauen und Problemzonen zu entschärfen. Liegt Ihr BMI-Wert beziehungsweise Ihr Körperfettanteil über dem Normalbereich, dann empfiehlt sich ein Trainingsschwerpunkt im Bereich Fettabbau.
Ausdauertraining bietet als einzige sportliche Bewegungsform die Möglichkeit, direkt während des Trainings Fett abzubauen. Da beim Ausdauertraining keine Pausen gemacht werden, ist ein gleichbleibend hoher Energieverbrauch garantiert.

Fette und Kohlehydrate als Energiequelle

Im Wesentlichen stehen dem Körper bei Aktivität zwei Energiequellen zur Verfügung: Kohlehydrate und Fette. Je nach Intensität der Belastung werden diese beiden Quellen als Brennstoff herangezogen. Für körperliche Belastungen mit hoher Intensität stehen Kohlehydrate zur Verfügung. Dies ist bei fast allen sportlichen Betätigungen der Fall. Der Grund dafür ist, dass Kohlehydrate – im Gegensatz zu Fetten – sehr schnell zur Verfügung stehen. Allerdings ist ihre Menge mit insge-

samt etwa 500 Gramm in Muskulatur und Leber sehr begrenzt. Sie reicht für Untrainierte bei intensiver Anstrengung maximal 60 Minuten. Für Belastungen mit geringer Intensität sind die Fette zuständig. Alle Alltagsbelastungen wie Stehen, Gehen, Sitzen usw. werden über diese Energiequelle abgedeckt. Fette stehen auch bei schlanken Menschen praktisch in unbegrenztem Maße zur Verfügung. Ein wichtiges Ziel des Ausdauertrainings ist es, Ihrem Körper beizubringen, auch bei höheren Belastungen Fette anstatt Kohlehydrate zu nutzen.
Ziel des Fettstoffwechseltrainings ist die unmittelbare Nutzung und der Verbrauch der Fettreserven.

Die Wirkungsweise eines intensiven Ausdauertrainings baut in erster Linie auf einen hohen Energieverbrauch während der Belastung und damit auf einen positiven Einfluss auf die Energiebilanz.

Der Nachbrenneffekt

Während des Trainings werden beim intensiven Training große Mengen Kohlehydrate verbrannt und nur wenig Fett. Nach der Belastung kommt es jedoch zu einem Art »Nachbrenneffekt« der zusätzlich die Fettreserven angreift. Diese Art des Trainings ist ideal für Menschen mit wenig Zeit. Bereits 20 bis 30 Minuten erzielen eine spürbare Wirkung!

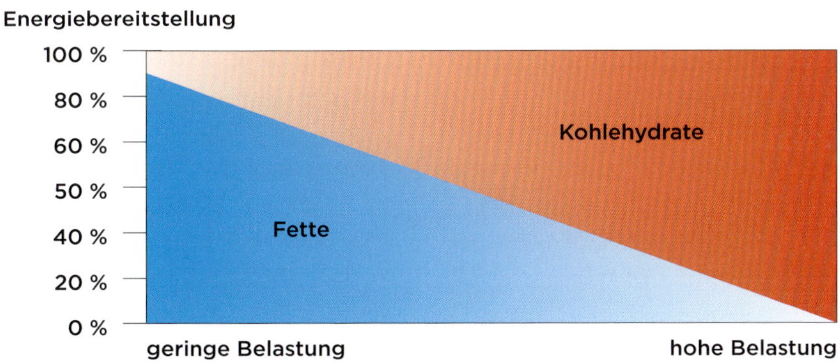

Die besten Trainingsmethoden

Jede der drei folgenden Methoden hat unterschiedliche Ziele und Vorgaben. Sie unterscheiden sich vor allem durch die Dauer und die Intensität des Trainings. Diese lässt sich anhand der maximalen Herzfrequenz bestimmen. Wie Sie diese bestimmen, lesen Sie auf Seite 62f.

Das Fettstoffwechseltraining

Beim Fettstoffwechseltraining lernt Ihr Körper, vermehrt Fette als Energiequelle zu nutzen. Diese Fette werden vor allem aus dem Unterhautfettgewebe abgebaut. Wenn Sie also einen zu hohen Körperfettanteil haben und bisher eher unsportlich waren, fehlt Ihnen genau diese Fähigkeit. Unter zwei Voraussetzungen bringen Sie Ihrem Körper diese Fähigkeit wieder bei:

- Die Dauer des Trainings sollte mindestens 60 Minuten betragen.
- Die Intensität des Trainings sollte bei 60 bis 65 Prozent der maximalen Herzfrequenz liegen.

Vor allem für Anfänger ist dieses Training enorm wichtig, da es die Grundlage für alle weiteren Trainingsvarianten darstellt.

Das intensive Ausdauertraining

Bei dieser Variante des Ausdauertrainings verbrennen Sie in erster Linie Kohlehydrate. Der Effekt kommt durch den hohen Energieverbrauch zustande. Das Motto lautet also: kurz und schnell. Aber nicht zu schnell! In jedem Fall wählen Sie Ihr Tempo so, dass genügend Sauerstoff zur Verfügung steht. Ohne Sauerstoff übersäuert die Muskulatur, über kurz oder lang müssen Sie dann atemlos stehen bleiben. Auf die richtige Geschwindigkeit kommt es also an. Zwei Voraussetzungen sind für den optimalen Trainingseffekt wichtig:

- Die Dauer des Trainings liegt zwischen 25 und 40 Minuten.
- Die Intensität des Trainings sollte bei 80 bis 85 Prozent der maximalen Herzfrequenz liegen.

Aufgrund der höheren Belastung ist diese Trainingsvariante für Anfänger weniger geeignet.

Das Kombinationstraining

Diese Trainingsmethode verbindet eine noch ausreichende Fettverbrennung mit einem ausreichend hohen Energieverbrauch. Sie stellt einen Kompromiss aus den beiden Varianten »Fettstoffwechseltraining« und »intensives Ausdauertraining« dar und ist für Anfänger und Fortgeschrittene geeignet. Für den optimalen Trainingseffekt sind diese Voraussetzungen wichtig:

- Die Dauer des Trainings liegt zwischen 40 und 80 Minuten.
- Die Intensität des Trainings sollte zwischen 70 und 75 Prozent der maximalen Herzfrequenz liegen.

Ideale Sportarten

Als eine der idealen Ausdauersportarten wird das Laufen bzw. (Nordic) Walking angesehen. Bereits mit geringem Belastungs- und Zeitaufwand lassen sich große Erfolge erzielen. Aber nicht nur Effektivität ist gefragt, sondern auch der Spaßfaktor spielt natürlich eine wichtige Rolle. Hier liegt Inlineskating voll im Trend.

Bei stark übergewichtigen Personen und Leuten mit bestehenden Gelenkproblemen bieten sich Sportarten an, die den Körper eher entlasten, wie zum Beispiel Radfahren oder Schwimmen. Auch der Bereich Home- und Fitnesstraining bietet inzwischen vielfältige Trainingmöglichkeiten. Besonders Rad-Ergometer und Crosstrainer ermöglichen ein effektives Ausdauerprogramm.
Geeignet für ein Ausdauertraining sind alle Sportarten, die viele Muskeln gleichzeitig beanspruchen.
Für ein Fettstoffwechseltraining sind Sportarten gefragt, die über einen langen Zeitraum ohne große Anstrengung durchführbar sind, wie beispielsweise Radfahren oder Walking. Für Anfänger spielt vor allem die Belastungsdosierung eine wichtige Rolle. So ist für Einsteiger Jogging eine zu hohe Belastung für ein Fettstoffwechseltraining. Natürlich spielen auch organisatorische Überlegungen eine entscheidende Rolle. Kosten oder die Abhängigkeit von äußere Bedingungen, wie z. B. Wetter oder Kursangebote sind ebenso wichtig wie Trainingsfaktoren.

Die richtige Belastungsintensität

Sie haben bereits erfahren, wie wichtig es beim Ausdauertraining ist, mit der richtigen Belastungsintensität zu trainieren. Wenig intensive, aber lange Belastungen trainieren die Fettverbrennung, intensive, aber kurze Belastungen trainieren die Kohlehydratverbrennung. Wie wissen Sie aber, ob Sie im richtigen Bereich trainieren? Ganz einfach: Die Herzfrequenz ist Ausdruck der Belastungsintensität.

Jedes Herz schlägt anders

Mit jedem Herzschlag werden Blut und Sauerstoff durch Ihren Körper gepumpt. Ein erhöhter Energieverbrauch und der Anstieg der Sauerstoffaufnahme erfordern eine erhöhte Herzfrequenz. Anhand der Herzfrequenz können Sie problemlos unterschiedliche Trainingsbereiche ansteuern. Dazu müssen Sie wissen, wie hoch Ihre maximale Herzfrequenz ist. Diese sollten Sie mithilfe unseres Tests bestimmen, vorausgesetzt, Sie sind gesund und es bestehen aus ärztlicher Sicht keine Einwände gegen einen Belastungstest. Sind Sie über 35 Jahre alt und treiben nicht regelmäßig Sport, sollten Sie ärztlichen Rat einholen, um eventuelle Risikofaktoren auszuschließen. Absolvieren Sie den Test mittels der Sportart, in der Sie dann auch trainieren möchten.

So funktioniert der Test

Zwischen zwei Tests sollte mindestens eine Woche Pause liegen. Wärmen Sie sich vor dem Test mindestens 15 bis 20 Minuten gründlich auf. Für den Test wählen Sie eine Strecke, die Sie in etwa vier Minuten so schnell wie möglich schaffen. Beenden Sie den Test mit einem Spurt. Die Herzfrequenz, die Sie am Ende dieses Tests messen, ist Ihre maximale Herzfrequenz.
Messen Sie diese sofort nach Ende des Tests an der Halsschlagader 10 Sekunden lang. Multiplizieren Sie diesen Wert mit sechs, und Sie erhalten Ihre maximale Herzfrequenz. Genauer messen Sie den Wert mithilfe einer elektronischen Pulsuhr.

Von dem erreichten Wert werden die entsprechenden Trainingsbereiche prozentual abgeleitet (→ Tabelle Seite 64).
Wenn Sie diesen Test nicht absolvieren wollen oder können (Herz-Kreislauf-Probleme) entspricht der Wert 220 minus Lebensalter näherungsweise Ihrer maximalen Herzfrequenz. Diese Methode ist aber sehr ungenau.

Belastungssteuerung mittels elektronischer Pulsuhren

Elektronische Pulsuhren sind für den Test hilfreich. Für ein regelmäßiges und zielgerichtetes Training sind sie fast unentbehrlich. Diese Uhren messen mittels eines Brustgurtes die aktuelle Herzfrequenz, die Sie während des Trainings ständig kontrollieren können. Gerade Anfänger trainieren oft zu intensiv und überfordern sich leicht. Je nach Modell gibt die Pulsuhr bei Überschreiten eines vorher eingegebenen Wertes einen Warnton von sich. Diese Geräte eignen sich hervorragend, um mit der investierten Zeit den optimalen Trainingseffekt zu erreichen.

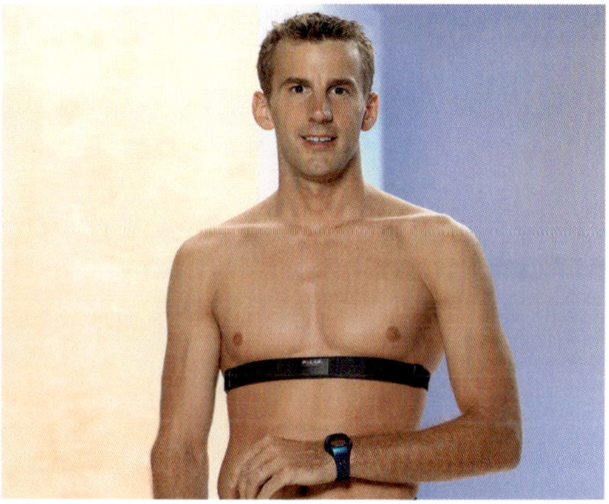

Pulsuhren messen die Herzfrequenz.

Anzeichen für richtige Herzfrequenz ohne Messung	
Atmung	Sie spüren, dass Sie schneller atmen, eine Unterhaltung ist aber jederzeit möglich.
Schweißbildung	Je nach Außentemperatur schwitzen Sie leicht bis mittelstark.
Muskulatur	Sie spüren Ihre Muskeln, haben aber kein Schwächegefühl.
Stimmung	Ihre Stimmung ist freudig und lebhaft. Sie empfinden die Belastung als leicht bis mittelschwer.

Herzfrequenzwerte für das Training

	Fettstoffwechseltraining		Kombinationstraining		Intensives Training	
Max. HF	**60 %**	**65 %**	**70 %**	**75 %**	**80 %**	**85 %**
196	118	127	137	147	157	167
194	116	126	136	146	155	165
192	115	125	134	144	154	163
190	114	124	133	143	152	162
188	113	122	132	141	150	160
186	112	121	130	140	149	158
184	110	120	129	138	147	156
182	109	118	127	137	146	155
180	108	117	126	135	144	153
178	107	116	125	134	142	151
176	106	114	123	132	141	150
174	104	113	122	131	139	148
172	103	112	120	129	138	146
170	102	111	119	128	136	145
168	101	109	118	126	134	143
166	100	108	116	125	133	141
164	98	107	115	123	131	139
162	97	105	113	122	130	138
160	96	104	112	120	128	136
158	95	103	111	119	126	134
156	94	101	109	117	125	133
154	92	100	108	116	123	131
152	91	99	106	114	122	129
150	90	98	105	113	120	128

Tipps für die Trainingspraxis

- **Trainieren Sie regelmäßig.** Trainieren Sie zwei- bis viermal pro Woche Ihre Ausdauer, so haben Sie den optimalen Effekt beim Fettabbau. Einmaliges Training in der Woche ist zu wenig. Häufigeres Training birgt die Gefahr der Überlastung.
- **Achten Sie auf Erholungsphasen.** Auf jede Belastung sollte eine Phase der Entlastung folgen. Der Körper braucht Zeit zur Regeneration, um für ein erneutes Ausdauertrainings belastbar zu sein. Bei Ausdauerbelastungen reicht für Fortgeschrittene ein Tag Pause, für Einsteiger sind zwei bis drei Tage optimal. Trainingsunterbrechungen über vier oder mehr Tage sind zu lang.
- **Steigern Sie die Belastung.** Ihr Körper gewinnt durch gezieltes Training schnell an Leistungsfähigkeit und wird bei gleichbleibender Belastung unterfordert. Steigern Sie schrittweise die Belastung, indem Sie zuerst häufiger, dann länger und als Letztes intensiver trainieren.

Vorschlag für Ihren Trainingsplan

Idealprogramm	
Mo	10 Min. LegMagic, 10 Min. Entspannung
Di	30 Min. intensives Ausdauertraining
Mi	10 Min. LegMagic
Do	Trainingspause/Entspannung
Fr	45 Min. Ausdauer (Kombinationsmethode)
Sa	10 Min. LegMagic
So	90 Min. Fettstoffwechseltraining

Minimalprogramm	
Mo	10 Min. LegMagic
Di	Trainingspause/Entspannung
Mi	20 Min. intensives Ausdauertraining
Do	10 Min. LegMagic
Fr	Trainingspause/Entspannung
Sa	10 Min. LegMagic
So	40 Min. Ausdauer (Kombinationsmethode)

Stress abbauen

Belastung und Entlastung sollten im Gleichgewicht zueinander stehen. Das folgende Kapitel dient sowohl Ihrer Entspannung als auch ihrem körperlichen Wohlbefinden - ideal, um Stress abzubauen und neue Energien zu tanken.
Tai Chi, Yoga, Feldenkrais, autogenes Training, Hypnose oder Meditation ermöglichen es, abzuschalten und sich von den Belastungen des Alltags zu erholen. Diese Techniken sollten Sie allerdings am besten mithilfe eines Lehrers oder durch einen regelmäßigen Kursbesuch einüben.

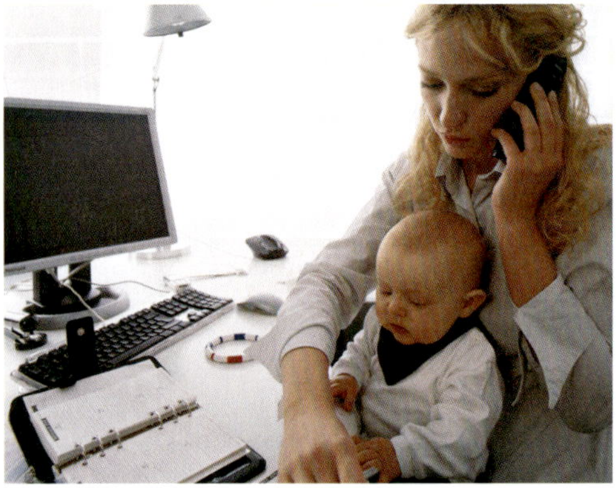

Auch im Alltag sollte auf Stress die Möglichkeit zur Entspannung folgen.

Wir stellen Ihnen hier zwei effektive und einfache Methoden vor, die Sie leicht erlernen und selbstständig durchführen können: die Progressive Muskelentspannung nach Jacobson und das Atemtraining.

Progressive Muskelentspannung

Dieses Entspannungsverfahren wurde von dem amerikanischen Psychologen Edmund Jacobson in den dreißiger Jahren entwickelt. Das Prinzip der Progressiven Muskelentspannung beruht auf der Tatsache, dass psychische Anspannung immer auch eine Anspannung der Muskulatur mit sich bringt. Umgekehrt ist es genauso.
Wenn Sie also üben, in stressigen Situationen die Muskelspannung wahrzunehmen und dann bewusst loszulassen, entspannt sich auch die Psyche.
Sie lernen bei den Übungen durch den Wechsel von Anspannung und Entspannung der Muskulatur, sich besonders auf den entspannten Zustand zu konzentrieren.

Die Vorbereitung

Mit unseren Übungen sollen Sie Erfahrung mit der Progressiven Muskelentspannung sammeln sowie ein Körpergefühl für Anspannung und Entspannung entwickeln.
Wir stellen Ihnen 14 Übungen vor, die Sie einmal nacheinander ausführen. Anfangs sollten Sie möglichst jeden Tag, in jedem Fall alle zwei Tage üben. Insgesamt benötigen Sie etwa 10 bis 15 Minuten Zeit.
Für die Übungen sollten Sie sich Zeit nehmen und für eine ruhige Umgebung sorgen. Eine Unterlage wie eine Gymnastikmatte oder eine Decke und ein kleines Kissen sind hilfreich. Solange Sie noch wenig Erfahrung haben, sollte es ruhig im Raum sein, damit Sie nicht abgelenkt werden. Später können Sie auch eine CD mit Entspannungsmusik einlegen. Der Raum sollte gut belüftet, aber nicht zu kühl sein. Ihre Kleidung sollte Sie nicht einengen.
Jetzt geht es los: Legen Sie sich auf den Rücken und schließen Sie die Augen. Der Übungsablauf ist auf Seite 68 beschrieben.

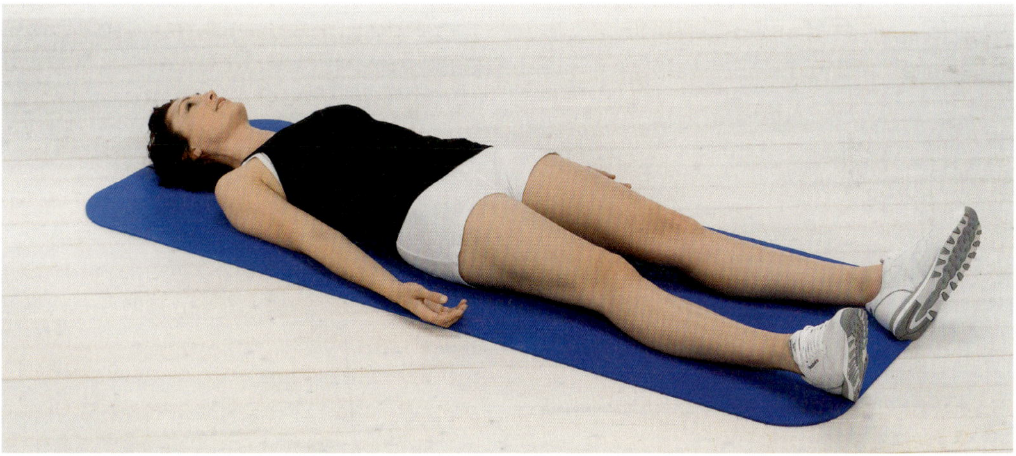

So sieht die Grundhaltung für die Übungen der Progressiven Muskelentspannung nach Jacobson aus.

Der Übungsablauf

Bei den Übungen spannen Sie 14 verschiedene Muskelgruppen sieben Sekunden lang an. Danach lösen Sie die Spannung und spüren etwa 20 Sekunden ganz bewusst die Entspannung in der Muskulatur:

1 **Rechte Hand, rechter Unterarm:** Schließen Sie die rechte Hand zu einer Faust. Anspannen - halten - loslassen.

2 **Rechter Oberarm:** Strecken Sie den Arm ganz aus. Anspannen - halten - loslassen.

3 **Linke Hand, linker Unterarm:** Schließen Sie die linke Hand zu einer Faust. Anspannen - halten - loslassen.

4 **Linker Oberarm:** Strecken Sie den Arm ganz aus. Anspannen - halten - loslassen.

5 **Augen und Nase:** Kneifen Sie die Augen fest zusammen und rümpfen Sie die Nase. Anspannen - halten - loslassen.

6 **Wangen und Kiefer:** Drücken Sie die Zähne behutsam aufeinander und ziehen Sie die Mundwinkel nach außen. Anspannen - halten - loslassen.

7 **Nacken und Hals:** Nehmen Sie das Kinn zum Hals und drücken Sie den Hinterkopf gegen den Boden. Anspannen - halten - loslassen.

8 **Schultern und Nacken:** Ziehen Sie die Schultern nach oben. Anspannen - halten - loslassen.

9 **Bauch:** Ziehen Sie den Bauch nach innen und drücken Sie den unteren Rücken gegen den Boden. Anspannen - halten - loslassen.

10 **Rücken:** Drücken Sie das Becken weg vom Boden. Nur die Schultern und die Unterschenkel halten Kontakt. Anspannen - halten - loslassen.

11 **Rechter Oberschenkel:** Spannen Sie den rechten Oberschenkel an. Anspannen - halten - loslassen.

12 **Rechter Unterschenkel:** Ziehen Sie den rechten Fuß Richtung Schienbein. Anspannen - halten - loslassen.

13 **Linker Oberschenkel:** Spannen Sie den linken Oberschenkel an. Anspannen - halten - loslassen.

14 **Linker Unterschenkel:** Ziehen Sie den linken Fuß Richtung Schienbein. Anspannen - halten - loslassen.

Atemtraining

Normalerweise machen wir etwa 12 bis 16 Atemzüge pro Minute. In stressigen Situationen steigt die Zahl der Atemzüge, die Atmung wird flacher. Durch folgende Übungen lernen Sie, sich durch bewusstes Atmen zu entspannen.

▪ **Atemübung 1**
Nehmen Sie sich etwa fünf Minuten Zeit. Setzen Sie sich ganz entspannt auf einen Stuhl und legen Sie eine Uhr neben sich. Die Hände nehmen Sie in den Schoß. Konzentrieren Sie sich jetzt auf Ihre Atmung. Wie oft atmen Sie pro Minute? Konzentrieren Sie sich auf die Ausatmung! Atmen Sie ein und verlängern Sie die Ausatmung. Warten Sie, bis die Einatmung von selbst kommt. Versuchen Sie jetzt, die Zahl der Atemzüge zu reduzieren. Erst zehn, dann acht. Üben Sie regelmäßig, bis Sie bei vier Atemzügen angelangt sind.

▪ **Atemübung 2**
Legen Sie sich bequem auf den Boden, wenn Sie möchten, auf eine Decke und ein Kissen. Schließen Sie die Augen. Atmen Sie tief ein, und während Sie langsam ausatmen, fühlen Sie das Gewicht Ihres Körpers fest auf dem Boden; bei den nächsten Atemzügen konzentrieren Sie sich darauf, wie der Boden das Gewicht trägt.
Konzentrieren Sie sich jetzt besonders auf Ihre Füße. Wie fühlen sich Ihre Zehen an, wie die Muskeln in der Fußsohle und um die Fußknöchel? Wenn sich irgendein Teil angespannt anfühlt, verweilen Sie, und lassen Sie beim Ausatmen diese Anspannung abklingen.
Beschäftigen Sie sich nacheinander mit allen größeren Muskelgruppen in Unterschenkel, Oberschenkel, Gesäß, Becken, Taille, Magengegend, unterem Rücken, oberem Rücken, Brustkorb, Schultern, Oberarm, Unterarm, Hände, Hals, Mund, Zunge, Wangen, Augen, Stirn.
Lassen Sie jegliche Spannung beim Ausatmen in den Boden abfließen. Genießen Sie, so lange Sie möchten, das friedliche, angenehme Gefühl, das sich einstellt, wenn Sie ganz entspannt sind.
Machen Sie diese Übungen ruhig auch zwischendurch, z. B. im Büro.

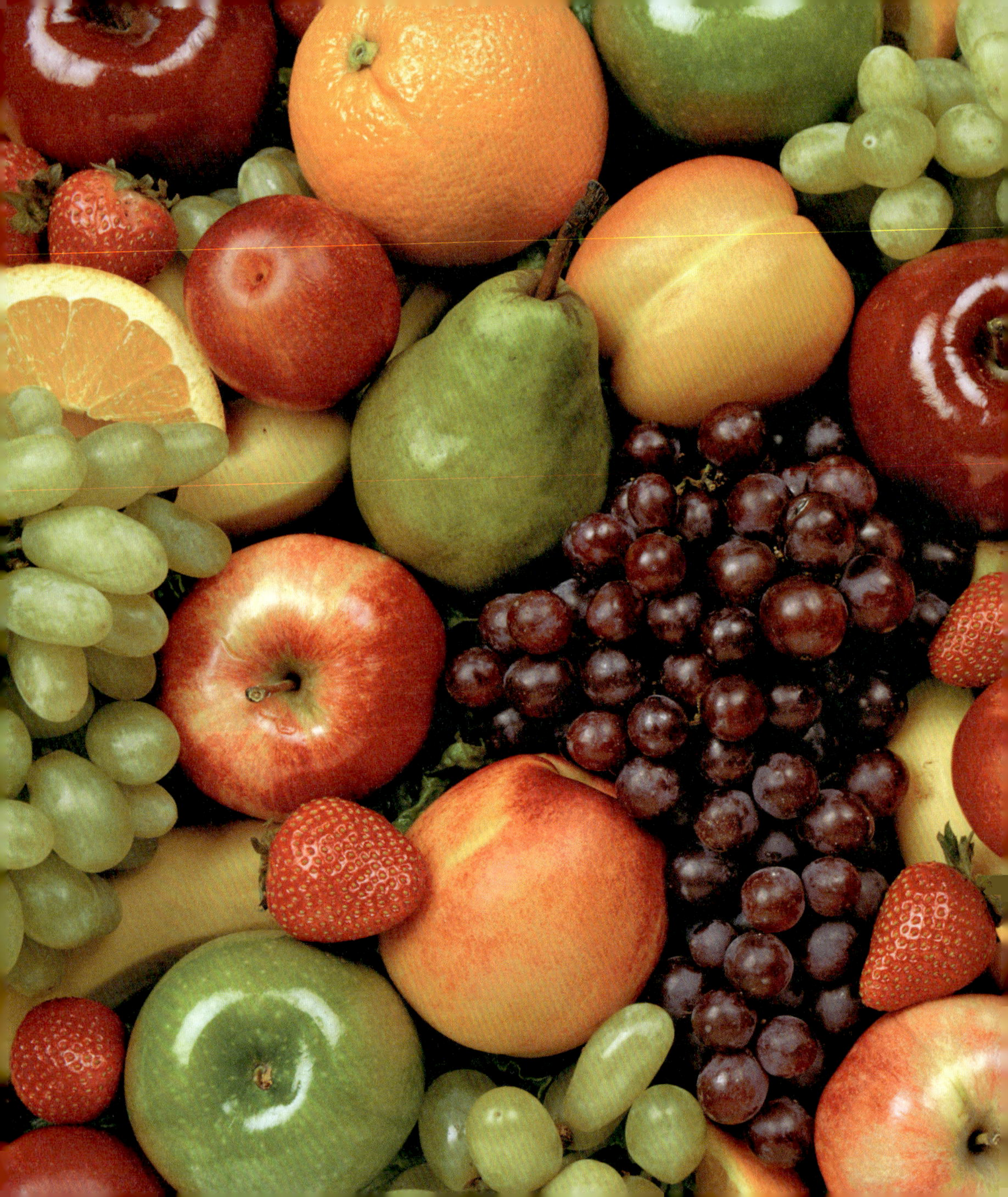

Ernährung für eine bewegte Zukunft

Wenn Sie ernsthaft Ihre Figur verändern wollen, nimmt nicht nur das Training, sondern auch die Ernährung einen hohen Stellenwert ein. Die optimale Zufuhr von Nahrungsstoffen erfüllt dabei zwei entscheidende Funktionen. Zum einen sorgt eine bewusste Ernährung für eine ausgewogene Versorgung mit Nährstoffen und beugt Mangelzuständen vor. Zum anderen kann der Effekt des Trainings durch den gezielten Einsatz bestimmter Nahrungsbestandteile (z. B. Eiweiß) erhöht werden.

BALANCE
WASSER
NAHRUNG

Grundlage für ein besseres Leben

Die Menschen auf Kreta haben in Europa die höchste Lebenserwartung – vorausgesetzt, sie überleben das kretische Verkehrschaos! Diese hohe Lebenserwartung haben sie ihrer Ernährung zu verdanken. Hervorzuheben ist das Olivenöl, das nachweislich sehr positive Effekte auf die Gesundheit hat. Kreter essen sehr fettreich, kochen aber nur mit Olivenöl. Es kann also keine Rede davon sein, dass Sie sich fettarm ernähren müssen, um gesund zu bleiben. Es kommt auf das richtige Fett an. Die eigentlichen Übeltäter, sowohl für Ihre Problemzonen wie auch Ihre Gesundheit, sind die sogenannten Transfettsäuren. Diese Fette entstehen bei der industriellen Herstellung bestimmter Nahrungsmittel. Mit Fertigprodukten wie z. B. der praktischen Tiefkühlpizza, hocherhitzten Milchprodukten, Chips oder Pommes frites tun Sie Ihrer Figur und Ihrer Gesundheit nichts Gutes. Machen Sie es lieber wie die Kreter: Essen Sie Nahrungsmittel, die möglichst wenig industriell verarbeitet sind.

Ihr Flüssigkeitshaushalt

Sie bestehen zu 70 Prozent aus Wasser. Während Sie drei Wochen ohne feste Nahrung auskommen können, halten Sie es nicht länger als drei Tage ohne Wasser aus. Schon Menschen, die keinen Sport treiben, sollten jeden Tag mindestens 1,5 Liter trinken. Für Sie erhöht sich dieser Bedarf noch, denn beim Training schwitzen Sie. Wenn Sie sich vor und nach Ihrem Training auf die Waage stellen und zum Beispiel einen halben Liter Flüssigkeit verloren haben, müssen Sie die doppelte Menge trinken, um dieses Defizit wieder auszugleichen. Ihr Körper kann nämlich nicht die ganze Flüssigkeit behalten, die Sie Ihm zuführen. Trinken Sie also regelmäßig über den Tag verteilt, schon bevor Sie ein Durstgefühl verspüren. Dann ist es nämlich zu spät.
Das beste Getränk für Sportler ist die Apfelsaftschorle im Verhältnis 1:2 bis 1:3. Neben Wasser sind darin alle Stoffe enthalten, die Sie benötigen, z. B. Kalium und Magnesium.

Tipps zum Abnehmen

Beim Abnehmen gibt es keine geheimen Tricks, auch wenn zahlreiche Diäten in diversen Zeitschriften und Magazinen diesen Eindruck erwecken. Wer sein Körpergewicht reduzieren möchte, muss mehr Energie verbrauchen, als er zu sich nimmt. So einfach die Lösung erscheint, so schwer gestaltet sich die Umsetzung. Erhöhen Sie Ihren Energieverbrauch durch konsequentes Training und ernähren Sie sich bewusst.
Ihr Speiseplan sollte dabei keine Lebens- und Nahrungsmittelgruppen grundsätzlich ausschließen. Akribisches Zählen von Kalorien ist nicht alltagstauglich. Ebenso fällt es erfahrungsgemäß schwer, Essgewohnheiten von heute auf morgen umzustellen. Einfacher ist es, die gewohnten Speisen zu variieren bzw. auszutauschen. In der Tabelle ab Seite 74 finden Sie Anregungen für eine Speisekarte mit dem Ziel, Kalorienbomben schrittweise zu entschärfen.
Stellen Sie Ihr Essverhalten auf den Prüfstand. Ernähren Sie sich ausgewogen und versuchen Sie gegebenenfalls, die Gesamtmenge an Kalorien einzuschränken. Oft sind es nur kleine und gezielte Umstellungen im Essverhalten, die bereits große Wirkung zeigen.

Hungern verboten

Hungern ist kein Mittel, um abzunehmen. Kurzfristige Radikaldiäten schaden dem Organismus und bewirken keine dauerhafte Gewichtsreduzierung.
Vermeiden Sie industriell verarbeitete Nahrungsmittel: Hier steckt alles drin, was dick macht. Bevorzugen Sie vollwertige Nahrungsmittel: Ballaststoffe wirken als Platzhalter, Vitamine und Mineralstoffe für die Verarbeitung werden gleich mitgeliefert. Verteilen Sie Ihre täglich benötigten Kalorien auf mindestens fünf Mahlzeiten: Verdauungsarbeit verbraucht Energie. Achten Sie auf die richtigen Kohlehydrate.
An Obst, Gemüse und Vollkornprodukten können Sie sich bedenkenlos satt essen. Eine ausgewogene Ernährung bringt zusammen mit regelmäßiger Bewegung den maximalen Erfolg.

Auf den Energiegehalt achten

Frühstück

	Gesamtenergie	Ersparnis in Kalorien (kcal)
Croissant 1 Stück/45 g	177	
Roggen-Vollkornbrot 45 g	85	**92**
Schokomüsli 50 g	250	
Ballaststoff-Müsli 50 g	150	**100**

Hauptmahlzeit

	Gesamtenergie	Ersparnis in Kalorien (kcal)
Kartoffelpuffer 150 g	310	
Flockenpüree 150 g	45	**265**
Hering 150 g	353	
Seelachs 150 g	110	**243**
Schweineschnitzel, paniert 125 g	287	
Kalbfleisch, Filet 125 g	120	**167**

Dessert

	Gesamtenergie	Ersparnis in Kalorien (kcal)
Tiramisu 150 g	365	
Sahnetorte 120 g	(470)	
Obstsalat 150 g	138	**227 (332)**

Zwischendurch

	Gesamtenergie	Ersparnis in Kalorien (kcal)
Vollmilchschokolade 20 g	107	
Frucht-Müsli-Riegel 20 g	75	**32**
Sahnejoghurt 150 g	185	
Magermilchjoghurt 150 g	65	**120**

Brotaufstrich

	Gesamtenergie	Ersparnis in Kalorien (kcal)
Nuss-Nugat-Creme 20 g	105	
Diät-Konfitüre 20 g	19	**86**
Salami 30 g	115	
Lachsschinken 30 g	40	**75**
Bavaria Blue, 70 %, 30 g	125	
Camembert, 30 %, 30 g	65	**60**

Getränke

	Gesamtenergie	Ersparnis in Kalorien (kcal)
Kakao 150 ml	215	
Früchtetee, ungezuckert	0	**215**
Bier 0,5 l	210	
Bier, alkoholfrei 0,5 l	130	**80**

Ernährung zur Trainingsoptimierung

Der gezielte Einsatz einzelner Nahrungsbestandteile holt aus einer Trainingseinheit den ganzen Nutzen. Vor allem Kohlehydrate und Eiweiß haben eine große Bedeutung.

Eiweiß – Baustein des Körpers

Eiweiß ist ein lebensnotwendiger Stoff und liefert pro Gramm etwa 4 Kilokalorien. Etwa 10 bis 15 Prozent der täglichen Gesamtenergie sollten aus Eiweiß bestehen. Die Bedeutung der Proteine liegt allerdings nicht in der Energiezufuhr, sondern in ihrer Funktion als Baustoff.

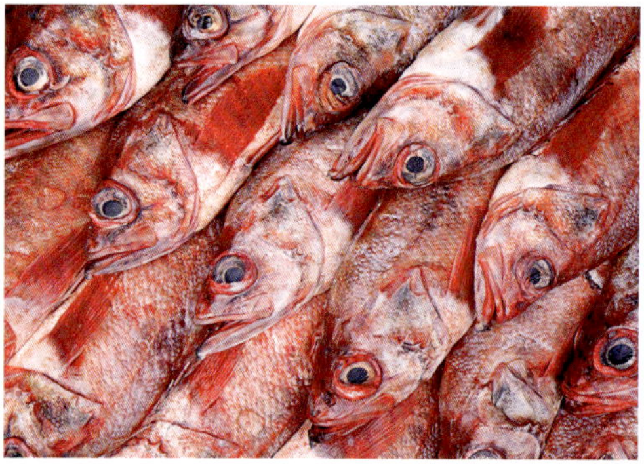

Fisch gehört zu den wertvollsten Eiweißlieferanten.

Im Körper finden ständig Aufbau- und Abbauprozesse statt. Krafttraining strapaziert die Muskulatur und verursacht im Muskel winzige Verletzungen. Diese werden nach dem Training wieder repariert und zusätzliche Muskulatur wird aufgebaut – vorausgesetzt es steht ausreichend Baumaterial zur Verfügung. Außerdem ist Eiweiß an vielen Steuerungsfunktionen beteiligt, die unseren Organismus regeln. Zahlreiche Hormone und alle Enzyme sind Proteine! Proteine sind große Moleküle, die aus sogenannten Aminosäuren zusammengesetzt sind.
Den täglichen Eiweißbedarf zu decken, ist beim gesunden Menschen nicht schwer. Die Deutsche Gesellschaft für Ernährung empfiehlt eine Eiweißaufnahme von 0,8 bis 1,2 Gramm pro Kilogramm Körpergewicht. Die richtige Auswahl des Eiweiß' ist entscheidend für einen optimalen Muskelaufbau und spielt eine wichtige Rolle bei der Verbrennung überflüssiger Pfunde. Sie sollten deshalb Ihren Speiseplan gezielt variieren.

Empfehlenswerte Eiweißlieferanten	
Fisch	Kombinieren Sie fettarmen Fisch wie Seelachs, Schellfisch, Forelle oder Kabeljau mit Kartoffeln. Das verbessert die Aufnahme des Eiweiß'.
Hülsenfrüchte	Linsen, Erbsen und Bohnen liefern hochwertiges Eiweiß fast völlig ohne Fett.
Geflügel	Huhn oder Pute sind hervorragende Eiweißquellen. Entfernen Sie vor dem Verzehr die Haut, dort lauert verstecktes Fett.
Soja	Soja ist eine der besten nichtfleischlichen Eiweißquellen, reich an Kalzium und B-Vitaminen.

Die Bedeutung der Kohlehydrate

Kohlehydrate sind die Hauptenergielieferanten unserer Nahrung. Nach Empfehlung von Ernährungsexperten sollten etwa 55 bis 65 Prozent der Nahrungsenergie durch vollwertige Kohlehydrate aufgenommen werden. Diese enthalten alle wichtigen Vitamine, Mineralstoffe und Spurenelemente. Obst, Gemüse, Vollwertnudeln oder -reis sind die bevorzugten Energiequellen von Sportlern.

Wenn Sie Kohlehydrate bewusst meiden, leidet darunter Ihre Leistungsfähigkeit und sogar Ihr Immunsystem. Egal ob Kraft- oder Ausdauertraining: Die Muskulatur verbraucht als Energiequelle immer Kohlehydrate. Um Ihre Leistungsfähigkeit zu steigern, sollten nach einer Trainingseinheit diese Energiespeicher möglichst schnell wieder aufgefüllt werden. Das beschleunigt die Erholung nach dem Training, und Sie sind schneller wieder fit.

Innerhalb der ersten Stunde nach dem Training ist die Aktivität des kohlehydrataufbauenden Enzyms Glykogensynthease am größten.

In diesem Zeitraum kann Ihre Muskulatur am schnellsten die entleerten Kohlehydratspeicher wieder auffüllen.

Die besten Kohlehydrate für Sportler	
Müsli	Nicht nur reich an Kohlehydraten. Kombiniert mit Obst, Milch oder Joghurt versorgt es Sie mit vielen wichtigen Vitaminen, Mineral- und Ballaststoffen. Der größte Vorteil: Es ist in fünf Minuten zubreitet.
Nudeln	Die Kohlehydratquelle schlechthin. In 100 Gramm Nudeln stecken etwa 70 Gramm Kohlehydrate.
Reis	Der Kohlehydratanteil ist genau so hoch wie der von Nudeln. Ungeschälter Vollkornreis enthält außerdem viel Magnesium, das für Muskeln und Sauerstoffversorgung wichtig ist.
Vollkornbrot	Reich an Kohlehydraten versorgt Sie das Vollkornbrot auch mit vielen B-Vitaminen und Zink und Magnesium.

Für Sportler hat die Kohlehydrataufnahme bis zwei Stunden nach dem Training neben dem Wasserausgleich die höchste Priorität. Eine einfache Möglichkeit ist das richtige Getränk. Schon vor dem Training stellen Sie sich folgende Mischung bereit: In einen Liter Mineralwasser oder Apfelsaftschorle geben Sie 100 bis 120 Gramm eines Energiegetränks und 1 Gramm Kochsalz, das die Kohlehydrataufnahme nochmals erhöht. Welches Energiegetränk Sie wählen, ist von eher untergeordneter Bedeutung, da die Unterschiede gering sind. Diese Mischung trinken Sie direkt nach dem Training. Mindestens einen Liter, eher zwei.

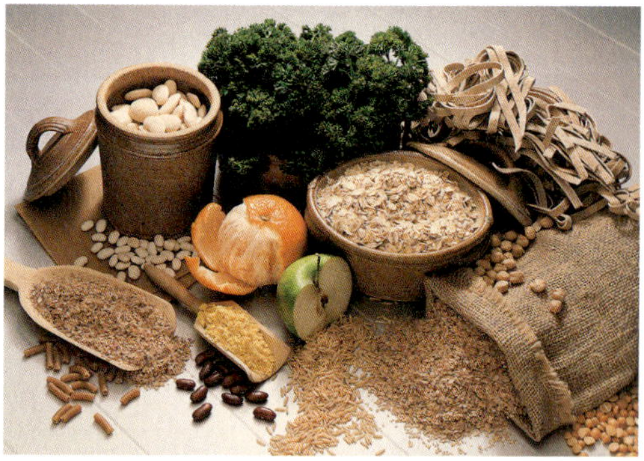

Gerade beim Sport ist es wichtig, auf die richtigen Kohlehydrate zu achten.

Über dieses Buch

Die Autoren

Christof Baur, geboren 1965, ist Diplomsportlehrer für Prävention und Rehabilitation sowie M. A. der Sportpädagogik. Er ist im Therapie- und Trainingszentrum Friedberg tätig.
Bernd Thurner, geboren 1970, ist ebenfalls Diplomsportlehrer für Prävention und Rehabilitation. Er arbeitet im Therapie- und Trainingszentrum Friedberg und lehrt als Dozent an einer Berufsfachschule für Physiotherapie.

Bildnachweis

Alle Fotos: Werbefotografie Weiss, Gersthofen, außer: 6, 9, 10, 16, 21, 22, 24, 34, 44, 56, 66, 70, 76, 78 (Weltbild Fotoarchiv)

Literaturempfehlungen

- *Bös, Klaus (Hrsg.):* Handbuch Motorische Tests. © Hogrefe-Verlag. Göttingen 2001
- *Buskies, W./Boeckh-Behrens, W.-U.:* Fitness-Krafttraining. © Rowohlt Taschenbuch Verlag. Reinbek bei Hamburg 2001
- *Ott, Petra:* Immer mit der Ruhe. Entspannung für Körper und Seele. © Rowohlt Taschenbuch Verlag. Reinbek bei Hamburg 2000

Haftungsausschluss

Die Inhalte dieses Buches sind sorgfältig recherchiert worden. Dennoch können weder die Autoren noch der Verlag für die Angaben in diesem Buch eine Haftung übernehmen.

Impressum

Weltbild Buchverlag
-Originalausgaben-

3. Auflage 2008

Projektleitung: Dr. Ulrike Strerath-Bolz
Redaktion: Claudia Krader
Umschlaggestaltung: Sabine Müller
Umschlagabbildung:
Weltbild Fotoarchiv, Augsburg
Satz: Lydia Kühn, Augsburg
Reproduktion:
Point of Media GmbH, Augsburg
Druck und Bindung: Offizin Andersen Nexö Leipzig GmbH, Zwenkau

Gedruckt auf chlorfrei gebleichtem Papier

Printed in the EU

ISBN 978-3-89897-776-0